最新歯科技工士教本

歯科技工管理学

全国歯科技工士教育協議会　編集

Dental Laboratory
Practice Administration

医歯薬出版株式会社

This book is originally published in Japanese
under the title of :

SAISHIN-SHIKAGIKOSHI-KYOHON SHIKA-GIKŌ-KANRIGAKU
(The Newest Series of Textbooks for Dental Technologist-Dental Laboratory Practice Administration)

Edited by Japan Society for the Education of Dental Technology
© 2017 1st ed.

ISHIYAKU PUBLISHERS, INC
7-10, Honkomagome 1 chome, Bunkyo-ku,
Tokyo 113-8612, Japan

発刊の序

　わが国の超高齢社会において，平均寿命の延伸に伴って健康寿命をいかに長くすることができるかが，歯科医療に課せられた大きなミッションです．一方，疾病構造の変化，患者からのニーズの高まり，歯科医療器材の開発などが急速に進展してきたなかで，歯科医療関係者はこれらの変化に適切に対応し，国民にとって安全，安心，信頼される歯科医療を提供していかなければなりません．このような社会的背景に応えるべく，優秀な歯科技工士の養成が求められています．歯科技工士教育は，歯科技工士学校養成所指定規則に基づき，各養成機関が独自性，特色を発揮して教育カリキュラムを構築していかなければなりません．長年の懸案事項であった歯科技工士国家試験の全国統一化が平成28年2月の試験から実施されました．国家試験が全国統一されたことで試験の実施時期，内容などが極めて公平，公正な試験となり，歯科技工士教育の「スタンダード化」ができたことは，今後の歯科技工士教育の向上のためにも大きな意味があると考えられます．

　全国歯科技工士教育協議会は，平成26年11月に，歯科技工士教育モデル・コア・カリキュラムを作成しました．これは歯科技工士が歯科医療技術者として専門的知識，技術および態度をもってチーム医療に貢献できるよう，医療人としての豊かな人間形成とともに，これまでの伝統的な歯科技工技術を活かしながらも，新しく開発された材料，機器を有効に活用した歯科技工学を修得できるよう，すべての歯科技工士学校養成所の学生が身につけておくべき必須の実践能力の到達目標を定めたものです．また，全国統一化された国家試験の実施に伴って，平成24年に発刊された国家試験出題基準も近々に見直されることでしょう．さらに，これまで歯科技工士教育は「歯科技工士学校養成所指定規則第2条」によって修業年限2年以上，総時間数2,200時間以上と定められていますが，実状は2,500時間程度の教育が実施されています．近年，歯科医療の発展に伴って歯科技工技術の革新，新しい材料の開発などが急速に行われ，さらに医療関係職種との連携を可能とした専門領域での技術習得を十分に培った資質の高い歯科技工士を適正に養成していくためには，教育内容の大綱化・単位制を実施しなければなりません．

　歯科技工士教本は，これまで多くの先人のご尽力により，常に時代のニーズに即した教育内容を反映し，歯科技工士教育のバイブル的存在として活用されてまいりました．教本は，国家試験出題基準や歯科技工士教育モデル・コア・カリキュラムを包含し，さらに歯科技工士教育に必要と思われる内容についても掲載することによって，歯科技工士学校養成所の特色が発揮できるように構成されていますが，今回，国家試験の全国統一化や教育内容の大綱化・単位制への移行を強く意識し，改訂に努めました．特に大綱化を意識して教本の名称を一部変更しています．たとえば『歯の解剖学』を『口腔・顎顔面解剖学』，『歯

科技工学概論』と『歯科技工士関係法規』を合本して『歯科技工管理学』と変更したように内容に準じて幅広い意味合いをもつタイトルとしていますが，国家試験出題基準などに影響はありません．また，各章の「到達目標」には歯科技工士教育モデル・コア・カリキュラムに記載しております「到達目標」をあてはめています．

　今回の改訂にあたっては，編集委員および執筆者の先生方に，ご多忙のなか積極的にご協力いただきましたことに改めて感謝申し上げます．編集にあたりましては十分配慮したところですが，不備，不足もあろうかと思います．ご使用にあたりましてお気づきの点がございましたらご指摘いただき，皆様方の熱意によりましてさらに充実した教本になることを願っています．

　本最新歯科技工士教本が，本教本をご使用になり学習される学生の方々にとって，歯科技工学の修得のためのみならず，学習意欲の向上に資することができれば幸甚です．

　最新歯科技工士教本の製作にあたりましては，全国歯科技工士教育協議会の前会長である末瀬一彦先生が，編集委員長として企画段階から歯科技工士教育の向上のために，情熱をもって編集，執筆を行っていただきました．末瀬先生の多大なるご尽力に心より感謝申し上げます．

2017 年 1 月
全国歯科技工士教育協議会
会長　尾﨑順男

序

　歯科技工士資格試験が平成 27 年度から全国統一国家試験として実施されるようになった．これまでは国家試験と称しながら各都道府県に委託された試験で，出題傾向は全く異なっていた．資格試験の全国統一化によって，歯科技工士教育のスタンダードが明確になり，教育内容のレベルをコントロールできるようになる．資格試験を受験するに際して教本は最も基盤となるものであり，教本から基礎的知識だけでなく，そこから派生する多くの内容について教授し，専門的知識の研鑽を積み重ねることになる．

　これまで 12 冊の歯科技工士教本を編集，発刊してきたが，今般，国家試験の全国統一化，さらには教育内容の大綱化・単位制を鑑みて，これまでの『歯科技工学概論』と『歯科技工士関係法規』を 1 冊にまとめ，『歯科技工管理学』として発刊することにした．これは，歯科医療や歯科技工について全く無垢な学生に，まず最初に教授される教本として，歯科医療の概要，歯科医療における歯科技工の位置づけ，医療技術者としての心構え，そして国家資格を有する医療人として順守しなければならない遵法精神を養うための一連の流れがあるからである．これまでの『歯科技工学概論』および『歯科技工士関係法規』の学修内容を継承しつつも，日々進化する歯科医療の現状を鑑み，新たな知見を加えるとともに，関係法規においては最新の情報を加味し，大幅な改訂を行った．各章においては，教授者が指導しやすいように，また学生が理解しやすいように「到達目標」を定め，最低限の知識を習得できるように配慮した．

　本教科目は，歯科技工士養成機関の長，非常勤の歯科医師あるいはベテランの教務主任クラスが担当されるであろうから，教授者の臨床経験を十分取り込み，加味され，本教本に肉付けしていただければ幸甚である．本教本編集にあたっては，常に学生の立場を考慮し，体系づけて理解しやすいように配慮したつもりであるが，まだまだ不十分な箇所もあろうと思う．これから版を重ねるごとに最新情報を盛り込むとともに，時代に即した内容に改訂していくつもりである．

　本教本編集においてご執筆，ご協力いただいた先生方に厚く感謝を申し上げるとともに，印刷，発刊作業にご尽力をいただいた医歯薬出版株式会社の担当者に心より御礼を申し上げる．

2017 年 3 月
末瀬一彦

最新歯科技工士教本 **歯科技工管理学**

Ⅰ 歯科技工学概論

1 歯科医療と歯科技工 　　末瀬一彦　　2

1 医療と歯科医療 2
1）DOS から POS へ　3
2）インフォームドコンセント　4
3）EBM と NBM　4
4）QOL と ADL　5
5）チームアプローチとコミュニケーション　6
6）歯科医療の特殊性　7

2 歯科医療の目的 10
1）歯の痛みの緩和　10
2）疾患の制止・抑制・除去　10
3）口腔諸機能の回復と保全　11
4）審美性の改善　11
5）口腔疾患の予防　11

3 歯科医療機関の役割 11
1）開業歯科医院の役割　12
2）総合病院歯科の役割　13
3）大学病院や歯科大学附属病院の役割　13

4 歯科医療関係職種 14
1）歯科医師　14
2）歯科技工士　14
3）歯科衛生士　14

5 歯科技工と歯科技工学 14
1）歯科技工とは　14
2）歯科技工学とは　16

2 歯科技工士の役割 　　末瀬一彦　　26

1 歯科技工士の業務 26
2 歯科技工士の倫理 26

3 歯科技工士の現状 ……………………………………………………………… 28

   1）日本における歯科技工士の現状　28

   2）世界各国における歯科技工士の現状　31

3　顔および口腔組織の形態と機能　　末瀬一彦　　33

1 顔の形態と機能 ……………………………………………………………… 33

   1）顔の形態　33

   2）顔の機能　34

2 口腔の形態 …………………………………………………………………… 34

   1）歯・歯列の形態と構造　35

   2）歯周組織の構造　38

3 口腔の機能 …………………………………………………………………… 39

   1）咀嚼運動　39

   2）嚥下運動　39

   3）発音運動　39

   4）感覚　39

   5）表情と顔貌（審美）　40

4　歯科疾患と周囲組織の変化　　末瀬一彦　　41

1 歯の異常 ……………………………………………………………………… 41

   1）過剰歯　41

   2）円錐歯（栓状歯）　41

   3）埋伏歯　41

   4）先天性欠如歯　41

   5）矮小歯　41

   6）癒合歯　42

   7）エナメル質形成不全歯　42

   8）着色歯および変色歯　43

2 歯列不正・咬合の異常 ……………………………………………………… 43

3 歯および硬組織疾患 ………………………………………………………… 43

   1）齲蝕　43

   2）侵蝕症（酸蝕症）　44

3）摩耗症　44

4）咬耗症　45

5）歯の破折　45

4　歯髄の疾患 ……………………………………………………………… 45

5　歯周組織疾患 …………………………………………………………… 45

1）歯根膜炎　45

2）歯肉炎　46

3）歯周炎　46

6　顎関節症 ………………………………………………………………… 46

7　舌および口腔軟組織疾患 ……………………………………………… 47

8　顎骨および顔面の疾患 ………………………………………………… 47

9　歯の喪失に伴う周囲組織の変化 ……………………………………… 47

1）歯列の変化　48

2）齲蝕や歯周炎の発生　48

3）咬合の変化　48

10　歯科疾患の現状 ………………………………………………………… 49

1）日本人の現在歯数と歯の寿命　49

2）永久歯の齲蝕有病者率の変化　50

3）齲蝕の処置状況（充塡，クラウン）　51

4）歯周病（歯周疾患）の状態　51

5）補綴装置の使用状況　51

5　歯科臨床と歯科技工　　53

1　硬組織疾患と歯科技工　　末瀬一彦 …………………………………… 53

1）インレー　53

2）クラウン　53

3）ラミネートベニア　58

4）漂白　58

2　歯の欠損と歯科技工　　鈴木哲也 ……………………………………… 59

1）ブリッジ　59

2）部分床義歯　60

3）全部床義歯　61

4）インプラント義歯　61

CONTENTS

3 歯周病（歯周疾患）と歯科技工 松村英雄 ········· 63
　1）固定（スプリント）　63
　2）ナイトガード　63
4 歯列不正と歯科技工 ······················· 64
　1）矯正装置　64
　2）保定装置　65
　3）咬合誘導装置　65
5 口腔外科疾患と歯科技工 ················· 66
　1）シーネ（副子）　66
　2）顎顔面補綴装置　66
6 顎関節症と歯科技工 ······················· 66
　1）オクルーザルスプリント　66
7 スポーツ歯科と歯科技工 ················· 67
　1）マウスガード　67
8 歯科技工のデジタル化 末瀬一彦 ········· 68
9 歯科法医学と歯科技工 松村英雄 ········· 69

6　歯科技工の管理と運営　　　　　　　73

1 歯科技工の作業環境 末瀬一彦 ············· 73
　1）人間工学と作業動作　73
　2）歯科技工所の配置と面積　74
　3）歯科技工所の採光と照明　75
　4）歯科技工所の換気　75
　5）歯科技工所の騒音　76
　6）環境汚染対策　77
2 歯科技工業務の運営 ······················· 77
　1）歯科技工の就業形態　末瀬一彦　77
　2）歯科技工所の経営　78
　3）歯科技工の品質管理・品質保証　78
　4）補綴装置のトレーサビリティ　80
　5）歯科技工の品質管理に関する法令・通知　平田創一郎　81
　6）労働関係法規と社会保険　83

３　歯科技工における衛生管理　　尾﨑順男 ……………………………………………… 90
　　1）歯科技工士の健康管理　90
　　2）歯科技工作業と感染予防　91

7　口腔と全身の健康管理 94

１　加齢現象（エイジング）　尾﨑順男 …………………………………………………… 94
２　咀嚼と健康 ……………………………………………………………………………… 94
３　歯および口腔の衛生管理 ……………………………………………………………… 95
　　1）歯ブラシによるブラッシング　95
　　2）デンタルフロスによる清掃　96
　　3）歯間ブラシ（インターデンタルブラシ）による清掃　97
４　健康政策　大島克郎 …………………………………………………………………… 97
　　1）わが国の国民健康づくり対策の推移　97
　　2）歯科口腔保健対策　98
　　3）保健衛生法規　100
５　在宅歯科医療 …………………………………………………………………………… 101
　　1）在宅医療の国の動向　大島克郎　101
　　2）在宅歯科診療の現状と歯科技工士の役割　鈴木哲也　103
６　災害時の歯科医療　都築民幸 ………………………………………………………… 104
　　1）災害時の歯科医療救護　104
　　2）災害時における歯科技工士の役割　105

8　情報リテラシー　木下淳博 108

１　ハードウェア …………………………………………………………………………… 108
　　1）コンピュータの構成　108
　　2）歯科医療におけるデジタル化　109
　　3）歯科技工におけるデジタル化　110
２　ソフトウェア …………………………………………………………………………… 112
　　1）ソフトウェア使用上のルール，マナー，セキュリティ　112
　　2）ワープロソフト　112
　　3）表計算ソフト　113
　　4）プレゼンテーションソフト　114

5) 電子メール　115

6) インターネットブラウザによる検索　116

7) ソーシャルネットワークサービス（SNS）利用上の注意　117

9　コミュニケーション　　内川喜盛，尾﨑順男　　119

1　コミュニケーションの概要　119
1) コミュニケーションの定義　119

2) コミュニケーションの種類　120

3) コミュニケーションの成立過程　123

4) 医療の場におけるコミュニケーションを障害するもの　124

5) 良好なコミュニケーションをするためのスキル　124

2　接遇とマナー　127
1) 正しい言葉づかい　127

2) 電話対応の仕方　128

3　身だしなみ　129

Ⅱ　歯科技工士関係法規

10　衛生行政　　石井拓男　　132

1　法律の概要　132
1) 日本国憲法　132

2) 法律　133

3) 政令　133

4) 省令　133

5) 命令　133

6) 法令　134

7) 歯科技工士と関わりの深い法律　134

2　衛生行政の概要　134

3　歯科衛生行政　135

4　歯科技工士と衛生行政の組織　136

11 歯科技工士法　　大島克郎　　138

1 はじめに　138
1）歯科技工士法の成り立ち　138
2）歯科技工士法の構成　139

2 総則　140
1）法律の目的　140
2）用語の定義　140

3 免許　142
1）免許　142
2）欠格事由　144
3）歯科技工士名簿　146
4）免許の登録，交付及び届出　147
5）意見の聴取　151
6）免許の取り消し・業務停止　151
7）聴聞の方法の特例　153
8）指定登録機関　154
9）政令及び厚生労働省令への委任　154

4 試験　155
1）試験の目的　155
2）試験の実施　155
3）試験事務担当者の不正行為の禁止　156
4）受験資格　157
5）試験の無効等　158
6）受験手数料　159
7）指定試験機関　159

5 業務　160
1）禁止行為　160
2）歯科技工指示書　161
3）指示書の保存義務　164
4）業務上の注意　164
5）秘密を守る義務　165
6）歯科技工に関する業務記録の作成・保存　165

CONTENTS

6 歯科技工所 ·· 166
1）届出　166
2）管理者　167
3）管理者の義務　167
4）改善命令　167
5）使用の禁止　169
6）広告の制限　169
7）報告の徴収及び立ち入り検査　170

7 雑則 ·· 170
1）権限の委任　170

8 罰則 ·· 170

12　医療法，歯科医師法，歯科衛生士法　　平田創一郎　　173

1 医療法 ·· 173
1）医療法の成り立ち　173
2）医療法の内容　173

2 歯科医師法 ··· 174
1）歯科医師法の成り立ち　174
2）歯科医師法の内容　174
3）歯科医師の守秘義務　176
4）共用試験の公的化　176

3 歯科衛生士法 ··· 176
1）歯科衛生士法の成り立ち　176
2）歯科衛生士法の内容　177

コラム

その他の医療関係職種の法規　　平田創一郎　23

義歯刻印について―身元不明者をなくすために―　　小室歳信　72

介護保険制度について　　大島克郎　107

歯科技工料金　　大島克郎　141

指定登録機関と指定試験機関　　大島克郎　144

医師・歯科医師の研修・専門医制度　　平田創一郎　175

付録　歯科技工士法および附属法令……………………………………… 178

参考文献………………………………………………………………………… 192

索引……………………………………………………………………………… 195

本書の表記について

　本書では「歯科技工士法」をはじめ，歯科技工士として知っておくべきさまざまな法令・制度について取り上げている．法令の内容を正確に解説するためには，その条文を引用することが欠かせないが，法令の条文では通常の文章とは異なる独特の表現が多く用いられている．本書においては，法令の条文に極力忠実な表現とするため，あえて一般的な表記への統一は行っていない．そのため，法令・制度について解説する箇所では，下記のとおり，その他の箇所とは異なる表記を用いている．

　（例）
　・「補綴装置」は「補てつ物」または「補綴物」と表記する．
　・「（補綴装置などの）製作」は「作成」と表記する．
　・「○○など」は「○○等」と表記する．
　・年表記は和暦と西暦を併記する．

I

歯科技工学
概論

1 歯科医療と歯科技工

到達目標

① 医療の目的を説明できる.
② インフォームドコンセントについて説明できる.
③ EBM の必要性を説明できる.
④ QOL と ADL との関連性を説明できる.
⑤ 他職種との連携とチーム医療について説明できる.
⑥ チーム医療でのコミュニケーション力の必要性を認識できる.
⑦ 歯科医療の目的を説明できる.
⑧ 歯科医療の特異性を説明できる.

1 医療と歯科医療

(1)「医療」とは

医療とは,「傷病によって健康が阻害され,時に生存をも脅かす根源的な苦痛や不安を有する病者に対して,それらを癒し,救済するための知識・技術・経験を有するものが,ただ病者の健康の回復を願い,生命を尊重することを第一義として行う人間的活動」(医療政策会議報告書)のことである.生体には自力で回復しようとする力(自然治癒能力)が備わっており,症状が悪化しないようこの力を引き出すことが病気や傷の治療の基本となる.また,医療は単に疾病の治療だけではなく,機能回復(リハビリテーション)や疾病の予防,健康増進のための施策なども含む.

日本国憲法第 25 条では,「すべて国民は健康で文化的な最低限度の生活を営む権利を有する.国は,すべての生活部面について,社会福祉,社会保障および公衆衛生の向上および増進に努めなければならない」とうたわれており,健康であることはすべての人々が有する権利といえる.医療に携わる人々(医療従事者)は,国民の生命を預かる聖職として,一身の利害を超えて,仁術・公術(医術)に徹しなければならない.

(2)「歯科医療」とは

歯科医療は医療の一部門であるが,歯の二大疾患といわれる齲蝕(むし歯)と歯周

1. 歯科医療と歯科技工

```
自分の歯が少ない（または重度の歯周病の）人は‥

総医療費は 1.5 倍
○残存歯数「0～4 本」の人は‥‥‥‥‥‥‥‥‥‥‥‥ 541,900 円／年
○「20 本以上」の人は‥‥‥‥‥‥‥‥‥‥‥‥‥‥‥ 364,600 円／年

糖尿病医療費は 1.4 倍
○残存歯数「0～4 本」の人は‥‥‥‥‥‥‥‥‥‥‥‥ 317,100 円／年
○「20 本以上」の人は‥‥‥‥‥‥‥‥‥‥‥‥‥‥‥ 219,600 円／年
○重症の歯周病の人は‥‥‥‥‥‥‥‥‥‥‥‥‥‥‥ 270,000 円／年
○歯ぐきが健康な人は‥‥‥‥‥‥‥‥‥‥‥‥‥‥‥ 200,200 円／年

虚血性心疾患医療費は 2.3 倍
○重症の歯周病の人は‥‥‥‥‥‥‥‥‥‥‥‥‥‥‥ 362,300 円／年
○歯ぐきが健康な人は‥‥‥‥‥‥‥‥‥‥‥‥‥‥‥ 154,200 円／年

脳血管疾患医療費は 2.3 倍
○残存歯数「0～4 本」の人は‥‥‥‥‥‥‥‥‥‥‥‥ 382,200 円／年
○「20 本以上」の人は‥‥‥‥‥‥‥‥‥‥‥‥‥‥‥ 169,400 円／年
```

図 1-1　歯の健康と医療費との関係
（真鍋ほか：残存歯数・歯周炎の程度と医科診療費との関連（平成 17 年香川県における調査結果）より）

病（歯周疾患）は直接的には生命を脅かさないこと，また歯の硬組織は再生能力がなく，ほかの生体組織のような自然治癒能力がないために，失われた組織は人工材料で補填しなければならないことから，一般の医療とは異なった知識や技能が必要になる．最近では，歯の健康と全身の健康は密接な関係にあることが報告され，国民の医療費の削減にもつながり（図 1-1），歯科医療に対する認識が重要視されている．

1）DOS から POS へ

従来から行われてきた医療は「**医師／疾患中心主義**（**DOS**：Doctor/Disease-Oriented System）」といわれている．医師が最善であると信ずる医療を患者に一方的に施すという医療概念であり，医師の臨床経験が大きく影響して，患者の意思を無視した医療が行われるという危険性をはらむ．そこで，1968 年，米国の内科医である Weed は，医療の質の低下を避けるためには医学教育を効率的に行う必要があるとし，患者や患者が抱えている問題を中心にした医療体系をつくる必要があると考えて，「**患者／問題中心主義**（**POS**：Patient/Problem-Oriented System）」を提唱した．わが国においては，1973 年，日野原が Weed の医療概念をもとに，国民医療のレベルアップをはかるべく医学教育の革新のための新しいシステムを考案している．

患者／問題中心主義（POS）では，生活の質（QOL）が重要視され，患者の自主性，自己決定権，不可侵権，守秘権が尊重され，インフォームドコンセントが重要となる．すなわち，医療内容を十分説明し，かつ患者自身が理解したことを確認する必要があるということである．

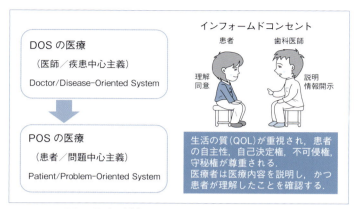

図1-2 POSの医療(左)とインフォームドコンセント(右)

ウィリアム・オスラー博士の言葉
ウィリアム・オスラー博士は，医学に携わるものがもつべき心情を説いた『平静の心』という講演集のなかで，「臨床医は人間的な言葉と態度をもって患者に接するべきだ」と教えている．そして，近代医学においては，病む臓器だけを探求する肉体偏重の医学ではなく，人間の体と心と魂の三者を一体として考える全人的医療の大切さを訴えている．

アンブロアズ・パレの言葉（日野原抄訳）
「治癒させることは時にしかできない．苦しみをやわらげることはしばしばできる．しかし，いつでもできることは患者の心に慰め，支えを与えることだ」

（日野原重明：あるがまま行く．朝日新聞社，東京，1998．より）

2）インフォームドコンセント

　患者中心の医療を行ううえでは，**インフォームドコンセント**（Informed Consent）が強調される．インフォームドコンセントは「説明と同意」と訳されているが，医療行為の内容，それに伴う危険性，利益，代わりの治療法などについて患者が医師から十分な説明と情報の開示を受け，患者自身が理解し納得したうえで，患者自身の意思によって選択・決定されることをいう（図1-2）．

3）EBMとNBM

　日常臨床においては，さまざまな内容の主訴をもった患者が治療に訪れるため，その患者に最も適切な医療を行うということはきわめて難しいことである．そのようなときには，あやふやな経験や直感に頼ることなく，客観的・科学的なデータに基づいて最適な医療・治療を選択し，実践しなければならない（**EBM**：Evidence-based Medicine）．これからの医療においてインフォームドコンセントを実践するためには，

信頼できる科学的データに基づいた医療が要求される.

EBM とは，現在利用可能な最も信頼できる情報を踏まえて，目の前の患者にとって最善の治療を行うことであり，医療を円滑に行うための道具，行動指針，方法論である．また，EBM を実践してきた英国の開業医から提唱されたのが **NBM**（Narrative-based Medicine：物語に基づいた医療）である．「ナラティブ」は「物語」と訳され，患者が医師との対話を通じて語る，病気になった理由や経緯，病気について今どのように考えているかなどの「物語」から，医師は病気の背景や人間関係を理解し，患者の抱えている問題に対して全人的（身体的，精神・心理的，社会的）にアプローチしていこうとする臨床手法である．NBM は患者との対話と信頼関係を重視し，サイエンスとしての医学と人間どうしの触れあいのギャップを埋めることが期待されている．

4) QOL と ADL

QOL（Quality of Life）とは「**生活の質，人生の質**」のことである．国際保健機関（WHO：World Health Organization）では，「**健康**」について「単に疾病がないということではなく，完全に身体的，心理的および社会的に満足のいく状態であること」と定義しているが，この定義こそが QOL の概念に相当する．

昨今の科学技術の発達に伴い，医療の量的ニーズは十分満たされてきているが，医療の質はまだまだ十分ではない．医療の質を高めるためには，個々の患者に対して適切な医療サービスを提供することが必要となる．そこで近年，わが国の医療現場においては，さまざまな慢性疾患をもつ患者を対象にした QOL 研究の取り組みがなされており，介護や高齢者の健康などの保健分野においても，地域のなかにおける QOL 研究が進められている．

QOL を目指した医療では，医療従事者は，患者の日々の生活状態を十分把握し，患者にとってどのような医療体制が満足をもたらすかを知る必要がある．そのうえで，専門知識と技術を患者に提供し，患者の生きがいや生活環境などの「生活の質」を向上させていかなければならない．そのためにはコミュニケーションの技術が重要となり，常に「患者のために何ができるか」を考えなければならない．

QOL は ADL（Activities of Daily Living）とも深く関係している．**ADL** とは **日常生活動作または日常生活活動**のことで，食事，歯磨き，入浴，トイレ動作，排泄，移動などにおける患者の身体活動能力や障害の程度を測る指標となっており，医療によってどの程度改善したかという評価（「**日常生活評価**」）が行える．歯科医療にあてはめると，歯の喪失した部位に義歯（入れ歯）を装着することで患者はよくかむことができるようになり（ADL の改善），好きなものがおいしく食べられるようになり（満足感），その結果として QOL（生活の質）が向上するということになる．

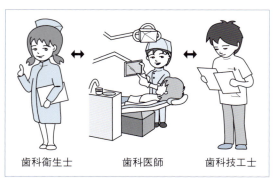

図 1-3　歯科医師, 歯科技工士および歯科衛生士によるチームアプローチ

5) チームアプローチとコミュニケーション

　高齢化が進み長寿社会になってくる一方で, 病態変化も多様化・複雑化してきており, 医療においても医師だけの知識や技術だけでなく, 広く各種専門職のアプローチが必要になってきた. 一人の患者の病状を緩和させ安全な治療を行うために, 病態に応じて, 医師を中心に薬剤師, 看護師, 診療放射線技師, 臨床検査技師, 理学療法士, 作業療法士, 管理栄養士など多くの医療関係業種の人たちの参画が必要となっているのである (p.23 コラム参照). このような医療関係職種においては, 術者が一定の専門知識と技術を有していることを保証するために, 所定の教育機関を修了した後, 国が行う資格試験に合格しなければならない.

(1) 歯科医療におけるチームアプローチ

　歯科医療においても, 一昔前までは歯科医師1人で歯科医業のすべてを行っていたが, 材料・器材の高度化や仕事量の増大に伴って, 分業化により専門性をもたせるようになってきた. すなわち, 一人の患者に対して, 歯科医師が診査・診断および治療を中心に行い, 歯科医師の指示のもとで口腔衛生管理は歯科衛生士が, 補綴装置の製作や修理は歯科技工士が担当するようになってきた. このように患者を中心にして歯科医師, 歯科技工士, 歯科衛生士がチームを編成することによって (場合によっては, 看護師や診療放射線技師なども含む), それぞれが専門的な方向から治療にアプローチし, 業務に集中していくことを**チームアプローチ**という (図 1-3).

　チーム医療を実践していくためには, 各担当者が専門分野において常に患者の状態を把握し, チーム内での連携を保ち, 情報交換を促進しなければならない.

(2) チームアプローチにおける歯科技工士の役割

　歯科技工士は, 歯科医師の指示のもとで補綴装置 (入れ歯など) や矯正装置などの製作・修理を行うが, 血管や神経の通っていない石膏模型が相手であるため, 時として粗雑に扱ったり, 自己満足の「飾り物」をつくってしまうこともある. しかし, 歯

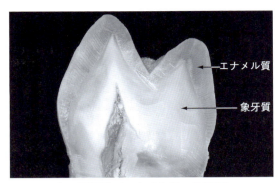
図 1-4　歯の硬組織（エナメル質，象牙質）

　歯科技工士が製作する装置は，最終的には患者の口腔内で食事をしたり会話を楽しむための機能を果たさなければならず，患者の口腔内に装着された時点から血管や神経の通った人工臓器と化さなければならない．したがって，補綴装置や矯正装置を製作するときには，石膏模型の向こうに生命をもった患者の顔がみえている必要がある．つまり，「**歯科技工指示書**」（歯科医師から歯科技工士に伝達される作業指示内容を記した書類，p.161 参照）による歯科医師からの情報提供だけに留まらず，患者の顔貌をみたり，会話をしたり，作業途中での出来栄えを観察することなどが大切で，歯科医師や歯科衛生士などの診療スタッフや患者との密接なコミュニケーションも必要となる（9 章参照，歯科医師と歯科技工士の良好なチームコミュニケーションについては，日本補綴歯科学会雑誌 49 巻 3 号 p.413 〜 458 参照）．

　このようなチームアプローチとコミュニケーションにより，「歯科技工」という仕事が患者の健康に寄与するものであることを実感でき，歯科医療チームの一員としての意識も高まる．

6）歯科医療の特殊性

　歯科医療は医療の一部門ではあるが，歯科医療の対象が口腔および顎とその周囲組織であること以外に，ほかの医療分野とは大きく異なった点がある．そのために教育機関も医科大学と歯科大学に分かれ，法的にも医師法と歯科医師法は確実に区分されている．

　①人体で最も硬く，再生力のない組織を取り扱う：歯科医療の主たる対象は歯の硬組織であり，人体のなかで最も硬いエナメル質やその内部の象牙質などである（図 1-4）．骨組織は，骨折をしても，整復固定を行えば同じ骨組織の再生力によって自然に癒合することができるが，歯の硬組織は，齲蝕（むし歯）や外傷などで一度失われると自力で再生する能力がなく，いわゆる**自然治癒能力**をもたない．

　②多種多様の**人工材料**によって**形態**，**機能の回復**をはかる：齲蝕（むし歯）によって歯に実質欠損が生じた場合，微生物とその産生物によって犯された部分も含めて除

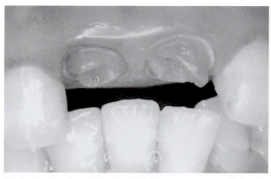 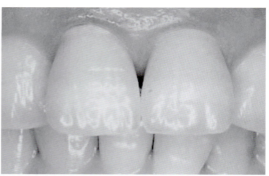

図1-5, 6　歯の実質欠損をセラミックスで修復（クラウン）

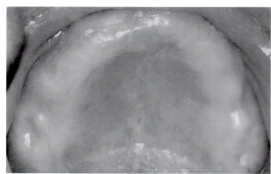 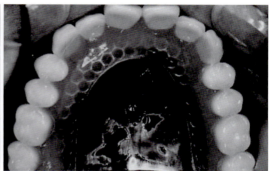

図1-7, 8　歯がすべて失われた顎に全部床義歯（総入れ歯）を装着

去し（歯の切削），その後は自然治癒能力がないので，人工材料によってもとの形態に修復する必要がある．また，齲蝕が進行して痛みがひどくなれば歯髄（俗にいう神経）の除去，もっと齲蝕が進めば抜歯（歯を抜く）をしなければならないが，齲蝕や歯周病（歯周疾患），外傷などで一度歯が失われると永久歯では次に歯が生えてこない（再生力がない）ため，人工材料によって欠損部の形態，機能の回復を行う必要がある．このように歯科医療においては，歯科診療所で歯科医師が歯の切削，印象採得（型採り）などに用いる材料や，歯科技工所で歯科技工士が補綴装置の製作に用いる材料など，一般医療界では用いない多くの材料を取り扱う．

　特に，歯科技工においては，製作のための中間材料としてワックス，石膏，埋没材を使用するほか，患者の口腔内に最終的に装着される補綴装置の材料として金属，レジン，セラミックス（陶材などの歯冠色材料）など，多くの人工材料を単独または組み合わせて用いる（図1-5〜8，『歯科理工学』参照）．これらの材料が長期間にわたって口腔内で機能するためには，強度，耐久性そして生体親和性が良好でなければならない．

　③形態，機能の回復と併せて**審美性**を考慮しなければならない：人工材料を用いて歯の実質欠損部を修復したり，歯の喪失部に補綴装置を装着する場合，もとの形態に回復すること，食事や会話を可能にすることに加え，自然な歯の色調に回復するとい

1. 歯科医療と歯科技工

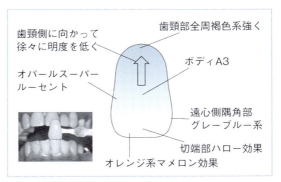

図 1-9　色調伝達のための情報提供

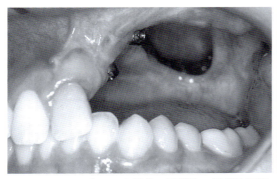
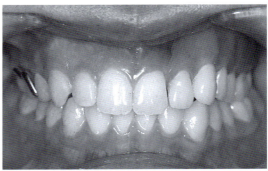

図 1-10, 11　失われた組織の形態的・機能的回復

うことにも留意しなければならない．最近では齲蝕（むし歯）や歯周病（歯周疾患）が原因ではなく，「歯の色が悪い」という悩みをもって歯科医院に来院する患者も増えている．審美性を回復するためには，治療をする歯科医師と補綴装置を製作する歯科技工士との間で「歯の色」に関する詳細な情報交換を行う必要がある（図 1-9）．

歯ならびが不正でかみ合わせが悪かったり，審美的に異常がある患者に対して，歯の矯正処置を行うことも歯科医療の特異性である．その他，先天的異常や後天的欠損（外傷や手術後など）の修復処置においても，形態，機能，審美性を十分考慮する必要がある（図 1-10, 11）．

④きわめて精度の高い技術・能力が要求される：前述のように歯の硬組織は一度失われると再生能力をもたないため，歯科医師は歯を切削する際，削りすぎないように慎重に行う必要がある．また，口腔内という限られた空間のなかで切削効率の高い特殊な器具を操作しなければならないので，周囲の軟組織を傷つけないためにも十分なトレーニングが必要とされる．

一方，歯科技工においては，歯科医師が行った印象をもとに模型を製作し，その模型上で作業を行う（**間接作業**）が，最終的に患者の口腔内にぴったりと適合する補綴装置を製作するためには，金属の融解後の凝固，レジンの重合，陶材の焼成などの過程で生じる収縮を補正していく必要がある．なかでも，歯にかぶせる冠（クラウン）

は，適合性が不良な場合，微生物の感染によって二次的に齲蝕（むし歯）が再発するため，ミクロンオーダー（1/1000 mm）の精度の高さが要求される．補正などが繰り返されるため若干の誤差は生じるものの，現在では理工学的なエビデンスに基づき，かなり0に近づけられるようになっている．また，取り外しのできる義歯（入れ歯）を製作するにあたっても，硬組織である歯と軟組織である粘膜の両方の状態を同時に考慮しなければならないため，高い能力が要求される．この場合，歯科医師からの情報伝達も重要となる．

⑤複雑な動きをする口腔，顎が治療の対象である：**口腔の動き**は，顎関節，筋肉，神経などによって支配され，食物をかむ（**咀嚼**），食物を飲み込む（**嚥下**），会話をする（**発音**）などの複雑な運動を行う．このように顎関節は，人体のほかの関節にはない回転や滑走という特殊な動きをし，口腔内の歯によって規制されるために，治療や補綴装置製作にあたっては，患者の顎の動きや口腔の特徴を十分把握して対処しなければならない．

2 歯科医療の目的

歯科医療も医療の一分野なので，患者の幸福で快適な生活を支援することが当然の目的となるが，前述のような特異性があり，具体的には次のような目的がある．

1）歯の痛みの緩和

歯の痛みは，誰もが一度は経験するであろう．

歯の痛みを感じる神経は，硬いエナメル質と象牙質に囲まれた歯髄の中にある．齲蝕（むし歯）や外傷などで歯髄の中に炎症症状が生じると，ガス圧が高まり激しく神経を圧迫して，おそらく，生体に起こり得る痛みのなかでは最も激しい痛みが生じる．また，歯周病（歯周疾患）の進行によって歯肉（歯ぐき）に炎症症状が生じた場合も，冷たいものや熱いものがしみたり，かみ合わせたときの痛みなどが大きな苦痛となり，快適な生活を阻害する．このような痛みは重篤な病状へと進行するシグナルでもあるので，すみやかに原因を緩和し，取り除く必要がある．

2）疾患の制止・抑制・除去

口腔の二大疾患といわれる齲蝕（むし歯）と歯周病（歯周疾患）は，ともに微生物の感染によって引き起こされ，一般的には慢性的な経過をたどる．これらの疾患は，一度罹患すれば自然治癒能力がないため，早期に発見して制止・抑制しなければ，重篤な症状へと進行する．たとえば歯周病（歯周疾患）は，歯肉の炎症から始まって歯周組織へ波及・拡大していくものなので，早期に進行を制止しなければ歯の動揺・脱落の経過を招く．

齲蝕の場合には，病巣部を切削除去することで進行を抑制し，人工材料によって失

われた硬組織をもとの形態に回復する．このとき，人工材料で修復した状態が不良であれば，微生物感染によって再発する危険性があるので注意を要する．

3) 口腔諸機能の回復と保全

歯の主たる機能は咀嚼（食物をかむこと）である．失われた組織の形態を回復したりかみ合わせの治療を行うことによって咀嚼機能を回復することは，消化機能を円滑にし，ほかの生理的機能や全身機能に対しても間接的に作用するので，全身の健康を保持するための必須条件となる．また，補綴装置の装着や歯列矯正によって発音機能を回復することは，社会復帰や生活を円滑に営むためにも重要である．さらに，舌の疾患や口腔の局所的病変による味覚の異常は食事の楽しさを奪うので，保存的，外科的あるいは心理的な治療によって改善することが，QOL（生活の質）を高めることにつながる．

4) 審美性の改善

昔から美人の象徴として「明眸皓歯」といわれているように，明るく白く輝く歯は，美人の重要な必要条件である．したがって，補綴装置により形態，機能を改善するだけでなく，人工材料を駆使して可及的に個々の自然な歯の色調を再現することは，心理的治療効果が大きく，治療に伴う幸福感は術者の想像以上となる．

5) 口腔疾患の予防

口腔の二大疾患といわれる齲蝕（むし歯）と歯周病（歯周疾患）は，慢性的に経過する疾患であることから，一度治療が行われても，原因が残っていたり治療処置が悪ければ，やがては再発したりほかの病状を誘発したりする．したがって，歯の治療を行う場合には，原因の除去や治療処置によって新しい病因環境をつくることのないよう，疾患の再発防止には十分注意しなければならない．

「最良の医療は予防である」といわれるように，予防処置は歯科医療において特に重要となる．予防処置として一般的なプラークコントロールは，患者自らが毎日治療に参加できる典型的な処置であり，歯科医師の指示のもとに歯科衛生士によって担当されることが多いが，個々の患者に適した手法を教育することがきわめて重要となる．また，患者への指導だけではなく，行政と協力して社会全体の人々の歯を守るための公衆衛生プログラムを施策することも，歯科医療の大きな目的である．

3 歯科医療機関の役割

現在の医療体系は，第一次医療機関から第三次医療機関に区分されている．

①**第一次医療機関**：町の開業医院に代表されるホームドクター的存在の地域密着型医療機関．

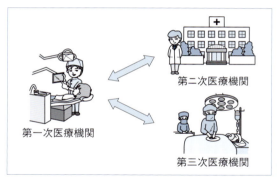

図 1-12　医療機関の関係

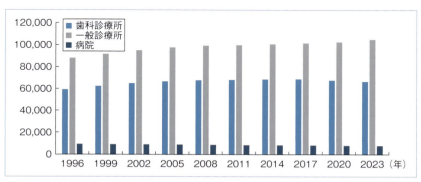

図 1-13　医療機関数の年次推移　　　　　　　　　　　（厚生労働省「医療施設（動態）調査」より）

②**第二次医療機関**：高度な検査・処置が可能な県立・国立病院などの広域地区の医療機関．

③**第三次医療機関**：専門性を備え，高度な設備と技術を有したがんセンター，子ども病院，大学病院などの医療機関．

患者は，第一次医療機関から，診査・診断・治療のために第二次医療機関または第三次医療機関を紹介され，治療が終われば，術後管理やリハビリテーション，社会復帰のために第一次医療機関に送り返される（図 1-12）．

歯科医療では，悪性腫瘍や外傷などにおいてはこのような医療体系に基づいた患者の転送が行われるが，一般的には「齲蝕（むし歯）」や「歯周病（歯周疾患）」という共通した疾患であるので，その特殊性に乏しい．

病院，一般診療所および歯科診療所の施設数の年次推移を図 1-13 に，また人口10 万人対比を表 1-1 に示す．医科系の病院は減少傾向にあるが，一般診療所は増加傾向にある．歯科診療所は数年ほど前からやや減少傾向にある．

1）開業歯科医院の役割

わが国における歯科医療機関のほとんどは，歯科診療所（開業歯科医院）である．歯科診療所（開業歯科医院）では，地域によってその診療形態，患者層がさまざまであり，その立地条件に応じた診療がなされている．多くは個人の歯科医師が開設し，

1．歯科医療と歯科技工

表 1-1　人口 10 万人対比の医療機関数の年次推移

	1996 年	1999 年	2002 年	2005 年	2008 年	2011 年	2014 年	2017 年	2020 年	2023 年
病院	7.5	7.3	7.2	7.1	6.9	6.7	6.7	6.6	6.5	6.5
一般診療所	69.8	72.2	74.4	76.3	77.6	77.9	79.1	80.1	81.3	84.4
歯科診療所	47.2	49.3	51.1	52.2	53.1	53.3	54.0	54.1	53.8	53.7

(1996 ～ 2023 年　厚生労働省「医療施設（動態）調査」より)

経営を管理している．

　地域医療における歯科医院の業務は，公衆衛生活動として口腔衛生の啓蒙と普及，口腔衛生指導と相談，疾患予防の実践と指導，歯科疾患の診断・治療と欠損補綴，歯列と咬合の育成，顎顔面の発育監視，定期的歯科管理の実践と疾患の早期発見，高次歯科医療機関への治療・検査の依頼など，総合的なものである．

2）総合病院歯科の役割

　総合病院のなかに存在する，いわゆる「病院歯科」とよばれる医療施設であり，診療内容は地域の歯科医療とほとんど変わることはない．ただ，病院のなかには内科，外科，小児科，産婦人科，眼科，皮膚科，泌尿器科，精神科などがあり，それぞれに入院施設をもっているため，外来の患者だけでなく歯科疾患以外の疾患によって入院している患者も多い．したがって，歯科治療においても全身状態を考慮して治療を進めなければならない．このようなことから，医師，看護師，臨床検査技師などの医療関係職種の人たちとの情報交換や連携が重要となる．

3）大学病院や歯科大学附属病院の役割

　第三次医療機関として，きわめて専門性の高い医療機関である．主要な役割は歯科学生の教育，歯科医学の研究，そして患者の治療である．大学病院はほぼ歯学教育の体系に応じて科目が区分され，保存科（保存修復科，歯内療法科，歯周病科），補綴科（クラウン・ブリッジ科，全部床義歯科，部分床義歯科），口腔外科，小児歯科，歯科矯正科，歯科放射線科，歯科麻酔科，高齢者歯科，障害者歯科，総合診療科などがあり，内科，耳鼻咽喉科が設置されていることもある．最近では患者にわかりやすいように，たとえば，保存修復科は「むし歯外来」，口臭外来は「さわやか息外来」，審美歯科は「美容歯科外来」などとしているところもある．各科は学生教育の講座制にならい，教授，准教授，講師，助教・助手の医局員によって組織づけられている．

　大学病院ではごく単純な歯科疾患の治療・予防から，悪性腫瘍の手術や形成外科など第三次医療機関としての役割を担っている．また，患者の理解と協力のもと，学生の臨床実習の場として指導医による研修・トレーニングが行われている．さらに，基礎歯科医学の研究から最新の材料，新しい治療法，口腔機能の解析，疫学的統計など歯科医学の研究が広範囲に行われ，将来の歯科界の礎を築いている．

4 歯科医療関係職種

　前述のように，歯科医療が行われるところは，歯科診療所（開業歯科医院）や総合病院内の歯科である．そこに従事する診療の最高責任者が歯科医師であり，歯科医師の指示のもとで歯科医療を支えている専門の技術者が歯科技工士と歯科衛生士である．ほかにも看護師，薬剤師，診療放射線技師，臨床検査技師などが，歯科医療関係者として関与している．これらのすべての歯科医療関係者は，その業務を行うにあたって法律により教育制度，免許制度および業務範囲が規定されている．患者の治療にあたってはこのような医療関係者がそれぞれの専門的知識と技術を十分に発揮するチームアプローチをしなければならない．

1）歯科医師

　歯科医師は，歯科医療および保健指導を司ることによって，公衆衛生の向上および増進に寄与し，国民の健康な生活を確保することがその任務である．また歯科医療関係者に指示を与え，より高度な歯科医療の任務を果たすように努力する責務がある．

2）歯科技工士

　歯科技工士は，歯科技工を行う場所（歯科診療所，歯科技工所）において，歯科医師の指示により，補綴装置，充填物または矯正装置などを製作し，修理し，または加工することがその任務である．歯科技工士は，歯科医師の指示に基づいて業務を適正に遂行できるように技術を高め，良質な補綴装置を製作し，歯科医療の普及と向上に寄与しなければならない．

3）歯科衛生士

　歯科衛生士は，歯科医師の指示，指導のもとに，歯および口腔の疾患の予防処置（歯の付着物除去，薬物の塗布）や歯科診療の補助，歯科保健指導を行うことがその任務である．歯科衛生士は，歯科疾患の予防および口腔衛生の向上など予防処置の専門技術者として，歯科医療に大きく貢献するように努めなければならない．

5 歯科技工と歯科技工学

1）歯科技工とは

　歯科技工について，**歯科技工士法**では「特定人に対する歯科医療の用に供する補綴物，充填物または矯正装置を作成し，修理し，または加工することをいう」と定められている（p.140参照）．そして，その製作を任されているのが歯科技工士である．歯科技工士は，歯科医師の指示のもと，より高度な専門知識と技術を発揮し，個々の患者にあった良質な補綴装置を製作する（図1-14）．患者説明用あるいは教材用の模

1. 歯科医療と歯科技工

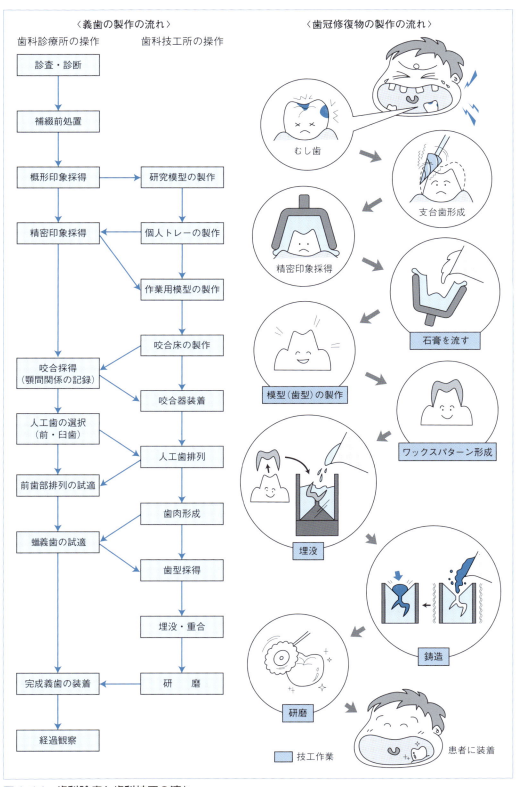

図 1-14　歯科診療と歯科技工の流れ

型または歯科で使用される材料の製造行為などは，歯科技工士法では歯科技工に含まれていない．

補綴装置を製作するためには，金属，レジン，セラミックス（陶材などの歯冠色材料）などさまざまな材料の物理的，化学的，生物学的性質について熟知し，それぞれの使用法や形成法を理解する必要がある．また，材料を加工するために器械・器具の操作についても習得しなければならない．歯科技工士にとって，技術・技能は最も重要なことであり，技能を高めるためには，反復練習を繰り返して基本的な技術を確実にマスターすることが必要で，さらに，応用訓練によって，臨床に対応できる技術・技能が養われることになる．

2) 歯科技工学とは

1955 年 8 月 16 日付法第 168 号として歯科技工法が公布され，その後の 1994 年「歯科技工士法」に名称が変更されるとともに，歯科技工の業務法から歯科技工士の身分法へと変わった．

（1）歯科技工士教育制度の変遷

歯科技工士教育制度の変遷は以下のとおりである．

- ・1956 年　歯科技工士養成所指定規則が制定．
- ・1961 年　国民皆保険制度が実施．歯科技工士の不足により全国各地に新しい歯科技工士養成所が設置．
- ・1966 年　教育制度の改正により入学資格が高等学校卒業者となる．修業年限が 3 カ年から 2 カ年となって学科課程も大きく改正．
- ・1974 年　教科内容の一部改正が行われ，「○○技工学」という科目名に変更．歯科技工学が確立．
- ・1976 年　文部省による専修学校制度の改正により，歯科技工士養成所も各種学校から専修学校の認可を受け，専門学校に移行．
- ・1982 年　歯科技工法の一部改正により，免許権者が「都道府県知事」から「厚生大臣」に変更．国家試験となり厚生大臣免許に改められる．
- ・1992 年　歯科技工士養成所指定規則が改正．学科課程の内容の弾力的な配慮がなされる．
- ・1994 年　「歯科技工法」が改正．国家試験の受験資格が文部大臣の指定した歯科技工士学校を卒業した者にも認められるようになる．この条項が，歯科技工士学校の大学や短期大学の設置に向けて大きな一歩となる．
- ・2016 年　それまでは歯科技工士資格試験の実施が「都道府県知事」に委託されていたが，歯科技工士法および政省令の改正によって全国統一国家試験となる．指定試験機関及び登録機関として一般財団法人歯科医療振興財団が指定された．

歯科技工士免許証を図 1-15 に示す．

1. 歯科医療と歯科技工

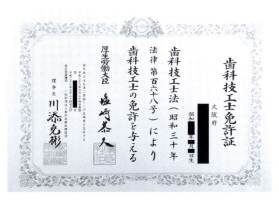

図 1-15　歯科技工士免許証

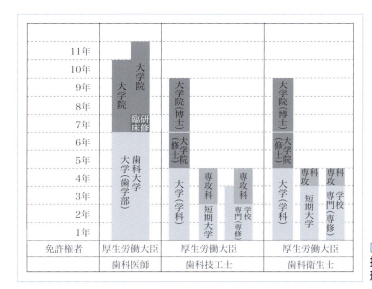

図 1-16　歯科医師，歯科技工士，歯科衛生士の養成形態と修業年限

（2）歯科技工士の養成形態と学科課程の変遷

　歯科医療関係者の養成形態と修業年限について図 1-16 に示す．現在の歯科技工士の養成形態は，大学（4 年制），短期大学（2 年制），専修学校（2～3 年制，昼・夜）となっており，定員・受験者数・合格者数・入学者数・倍率および学校数を表 1-2 に示す．受験者数の減少に伴い定員の減少が認められ，2006 年には，定員に対する受験者数が 1.0 を切り，その後は，激減傾向にある．学校数も 2005 年以降，削減傾向にあり，2024 年度には 43 校となり，20 年前に比較して 29 校の減少となった．また，これに伴い卒業者数も減少傾向にある（図 1-17）．一方，入学者の男女比率は，徐々に女性の割合が増加し，最近では女性が 50％を超えることが多い（図 1-18）．

　全国の歯科技工士養成機関の設立母体は，大学附属校，私立学校，歯科医師会立校，県立校である．

　学科課程（専修学校）の変遷は表 1-3 のとおりである．

歯科技工管理学

表 1-2 歯科技工士学校の学校数・定員・入学者数などの年次推移

	2004年	2006年	2008年	2010年	2012年	2014年	2016年	2018年	2020年	2022年	2024年
定員	2,721	2,583	2,343	2,020	1,930	1,860	1,795	1,691	1,589	1,537	1,454
受験者数	3,470	2,342	1,665	1,820	1,516	1,461	1,187	1,114	1,128	939	861
合格者数	2,687	2,006	1,545	1,605	1,366	1,300	1,074	1,030	1,051	898	806
入学者数	2,522	1,886	1,426	1,546	1,300	1,235	1,032	992	1,003	868	780
超過率（入学者数/定員）	0.93	0.73	0.61	0.77	0.67	0.66	0.57	0.59	0.63	0.56	0.54
学校数	72	65	65	61	54	54	52	49	48	46	43

（全国歯科技工士教育協議会調査より）

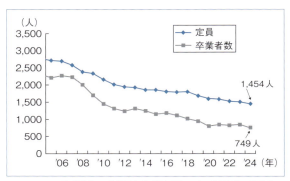

図 1-17 歯科技工士学校卒業者数の年次推移（過去20年間）

（全国歯科技工士教育協議会調査より）

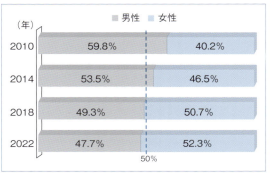

図 1-18 歯科技工士学校入学者の男女比率の経年的変化

（全国歯科技工士教育協議会調査より）

表 1-3 歯科技工士の学科課程の変遷

1966～1974年 科目	時間数	1975～1993年 科目	時間数	1994～2018年 ※ 科目	時間数		2019年～ 科目	単位数
外国語	30	外国語	30	外国語	30	基礎分野	科学的思考の基盤	5
美術概論	15	美術概論	15	造形美術概論	15		人間と生活	
歯科技工概論	15	歯科技工概論	30	歯科技工学概論	50	専門基礎分野	歯科技工と歯科医療	3
関係法規	15	関係法規	15	関係法規	15			
歯牙解剖	150	歯牙解剖	150	歯の解剖学	150		歯・口腔の構造と機能	7
				顎口腔機能学	60			
歯科理工学	180	歯科理工学	150	歯科理工学	220	選択必修科目200	歯科材料・歯科技工機器と加工技術	7
		歯科鋳造学	50					
有床義歯	360	有床義歯技工学	550	有床義歯技工学	440	専門分野	有床義歯技工学	12
継続架工学	360	歯冠修復技工学	550	歯冠修復技工学	440		歯冠修復技工学	13
充填学	30							
矯正学	30	矯正技工学	30	矯正歯科技工学	30		矯正歯科技工学	2
		小児歯科技工学	30	小児歯科技工学	30		小児歯科技工学	2
歯科技工実習	1,275	歯科技工実習	600	歯科技工実習	520		歯科技工実習	11
合計	2,460	合計	2,200	合計	2,200		合計	62

※ 2年制の養成校では 1995～2018年

1. 歯科医療と歯科技工

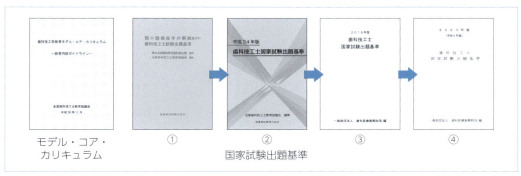

図 1-19 モデル・コア・カリキュラムと国家試験出題基準
モデル・コア・カリキュラムは 2014 年 11 月に策定された．国家試験出題基準は，1995 年に作成（写真①）された後，2012 年の改定（平成 24 年版，写真②），2019 年の改定（2019 年版，写真③）を経て，2023 年に現在のもの（2023 年版，写真④）に改定された（2024 年度の国家試験より適用）

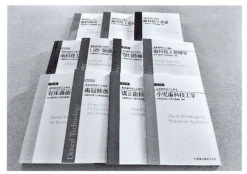

図 1-20 歯科技工士教本

（3）歯科技工士教育

　全国の歯科技工士養成機関の教育内容のスタンダードを記載しているのが「歯科技工学教育モデル・コア・カリキュラム―教育内容ガイドライン―」で，歯科技工学を習得するにあたって必須の教育内容がまとめられている（図 1-19）．さらに，歯科技工士国家試験を実施するにあたって，出題範囲を規定しているのが「歯科技工士国家試験出題基準」で，1995 年に作成されて以来，2023 年に 3 度目の改定が行われた（図 1-19）．また，歯科技工士教育を実施するにおいて，その基盤となるのが教本であるが，全国歯科技工士教育協議会の監修のもと，現在 10 科目＋『歯科技工実習』の教本が出版され，大部分の歯科技工士養成機関において使用されている（図 1-20）．2024 年にはこのうち 6 科目が「第 2 版」として改訂された．

　歯科技工士教育においては，実技教育が総時間数のうち約 2/3 を占める．各教科目における実習内容の一部を図 1-21, 22 に示す．

（4）歯科技工士国家試験
a. 目的

　歯科技工士の資格を定めてその資質の向上をはかり，歯科技工士免許を有する者に

歯科技工管理学

造形美術概論		歯科理工学	
	青味がかった切端  明度が高く白っぽい色を呈する若年者の歯 エナメル質の石灰化不良により白濁した切端 加齢による着色・変色が認められる歯	材料の性質と使用法 ・石膏 ・レジン ・ろう付け ・精密鋳造	

歯の解剖学（解剖学）

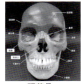 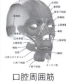 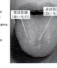 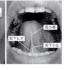
頭蓋骨　　口腔周囲筋　　舌

歯の解剖学（実習）

歯のデッサン　　　歯形彫刻

歯冠修復技工学（1年）

 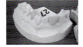
個人トレー　プロビジョナルレストレーション　全部金属冠

研究用模型　メタルコア

歯冠修復技工学（2年）

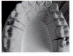 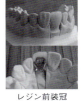 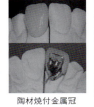
メタルインレー

ブリッジ　　レジン前装冠　　陶材焼付金属冠

有床義歯技工学（1年）

個人トレー（全部床義歯）　咬合床（部分床義歯）　全部床義歯

 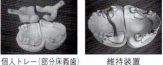
個人トレー（部分床義歯）　維持装置　部分床義歯

有床義歯技工学（2年）

 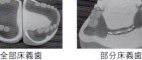
全部床義歯　　部分床義歯

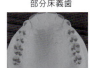
金属床義歯　人工歯の削合（全部床義歯）

矯正歯科技工学（2年）

 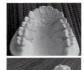

顎間固定装置　ホーレーの保定装置

小児歯科技工学（2年）

保隙装置
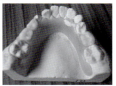
クラウンループ保隙装置　可撤保隙装置（小児義歯）

図 1-21　歯科技工士学校における実習内容
（図中の写真の一部は，全国歯科技工士教育協議会編『最新歯科技工士教本　口腔・顎顔面解剖学』および同『最新歯科技工士教本　歯科技工造形学』より）

1. 歯科医療と歯科技工

インプラント
（アバットメント，上部構造）
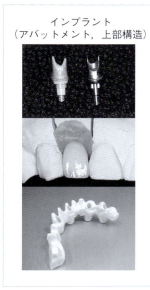

金属床義歯
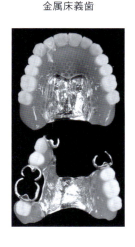

オールセラミッククラウン
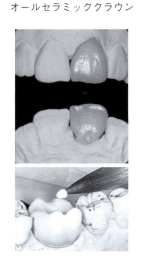

マウスガード
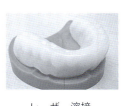

レーザー溶接
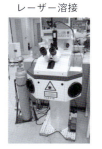

図1-22　専攻科・実習科・研修科における実習内容

業務独占を認めて保護するために，歯科技工士として必要な知識および技能の有無を客観的に評価することがこの試験の目的である．

b．試験の内容

学説試験と実地試験について評価・判定され，合否が決まる．

a）**学説試験の科目**
① 歯科理工学
② 歯の解剖学
③ 顎口腔機能学
④ 有床義歯技工学
⑤ 歯冠修復技工学
⑥ 矯正歯科技工学
⑦ 小児歯科技工学
⑧ 関係法規

b）**実地試験の内容（令和5年度実施例）**
① 歯形彫刻（石膏棒）
② 歯のスケッチ
③ ワイヤーベンディング

（5）歯科技工学の確立と関係機関

歯科技工をより高度なものとして確立するためには，歯科技工士教育制度の段階的な発展のほかに，歯科技工士自身が専門職としての自覚をもち，社会から信頼される

21

よう努めなければならない.

そこで, 1971 年, 教育の充実をはかる目的として, 全国の歯科技工士養成所による**全国歯科技工士教育協議会**（全技協）が発足した. 教育の諸問題についてさまざまな事業を行い, 歯科技工士教育の向上・発展と歯科技工学の確立に協力している. また, 1979 年には, 全技協が中心となり, 日本歯科医師会と日本歯科技工士会の協賛を得て, 日本歯科技工士学会が発足した. 歯科技工の専門的な立場で学問的に裏づけされた研究を行い, 新しい理論や技法の研究成果を学会誌に投稿するなどして, 歯科技工学の確立に大きく貢献をしている. なお, 現在は一般社団法人**日本歯科技工学会**と改称され, 2022 年 11 月には第 44 回日本歯科技工学会学術大会（東京）が, 新型コロナウイルス感染防止対策として Web 開催された. また, 1978 年に設立された「**国際歯科技工学会**」は 2008 年に第 4 回国際歯科技工学会が大阪で開催され, 国際的な組織委員会を結成した. その後, 2013 年に初めて海外（韓国, 大田市）で開催され, 2017 年には台湾（台北市）で開催され, いよいよ国際的な学会に成長してきた. 2025 年 1 月には再び日本（大阪）で開催された. 本学術大会では「世界に発信! アナログ技工とデジタル技工の融合」のテーマで, 日本の高品質, 高精度な歯科技工が海外に向けて発信された.

表 1-4 **各国の教育制度**

国名	養成形態	入学資格	修業年限（年）
ドイツ	訓練・学校教育の併用（義務制）	義務教育卒業	3.5 〜 4
イタリア	学校教育（義務制）	中学校卒業	4（日本の高専）
スウェーデン	学校教育（義務制）	高等学校卒業	3 〜 4（大学制度）
米国	各州によって独自の制度がある（義務制と任意制など多数）		
	① CDT（全米技工所協会発行の認定資格）公認学校卒業（2 年）後, 臨床経験（2 年）の後, CDT 受験資格を得る方法	高等学校卒業	2 〜 4
	②歯科技工所にて臨床経験（5 年）の後, CDT 受験資格を得る方法	高等学校卒業	5
カナダ	各州によって 3 つの養成制度が存在する. ①学校教育（義務制） ②訓練教育 ③訓練・学校教育	高等学校卒業	2 〜 3
韓国	学校教育（義務制）	高等学校卒業	3 〜 4
台湾	学校教育（義務制）	高等学校卒業	4 〜 5

（注） ・学校教育：養成施設での教育
　　　 ・訓練教育：一種の徒弟制度（見習い修行）といわれるもので, まず歯科技工所に勤務し, そこで一定期間臨床経験と理論を修了した後, 試験を受け, 歯科技工業界などが発行する認定証が交付される制度

1. 歯科医療と歯科技工

（6）諸外国の制度

　以上のように，わが国の歯科技工士養成制度は，国によって法的に規定された制度となっている．しかし諸外国では，国情によって異なるが，以下のような制度が採り入れられて養成されているのが現状である（表1-4）．
　①学校教育制度が主流となっている国．
　②学校教育制度としては確立されていないが，独自の訓練教育（見習い，徒弟）制度で養成されている国．
　③①と②を併用している国．

Column

その他の医療関連職種の法規

平田創一郎

　超高齢社会を迎えたわが国では，さまざまな疾患を有する患者に対して歯科医療や保健・介護サービスを提供する機会が増加している．p.14，12章に記載の歯科医療関係3職種（歯科医師，歯科技工士，歯科衛生士）のみならず，他の関係職種との連携をはかり，協働していくことが重要となってきている．
　医療関係職種の法律は，おおむね総則，免許，試験，業務，罰則の構成で規定されている．総則には法の目的が述べられており，共通して医療（および公衆衛生）の普及・向上が目的とされている．以下，主な関係職種の法規を列挙する．

1. 医師法（昭23.7.30　法201）

　歯科医師法（p.174参照）を読み替えることで，ほぼ同様の内容となるが，相違点は，医師法では①臨床研修期間が2年以上，②その他の研修（専門研修），③死体検案書，出生証明書の交付義務，④異状死体の届出義務，⑤処方せん交付の除外規定に「覚せい剤を投与する場合」があること，である．

2. 薬剤師法（昭35.8.10　法146）

　薬剤師でないものは，販売または授与の目的で調剤してはならない（19条）．調剤に従事する薬剤師は，調剤の求めがあった場合には，正当な理由がなければこれを拒んではならない（21条）．医師，歯科医師または獣医師の処方せんによらなければ調剤は禁止されており（23条），調剤する場所は薬局（22条）とされる．

3. 保健師助産師看護師法（昭23.7.30 法203）

　保健師，助産師，看護師の資質を向上して医療，公衆衛生の普及向上をはかることを目的とし（1条），その免許，試験および業務について規定している．
　保健師とは，保健指導に従事することを業とする者をいう（2条）．助産師とは，助産または妊婦，じょく婦もしくは新生児の保健指導を行うことを業とする女子をいう（3条）．看護師とは，傷病者もしくはじょく婦に対する療養上の世話または診療の補助（歯科診療を含む）

歯科技工管理学

を行うことを業とする者をいう（5条）．
この業務は看護師の業務独占である．

看護師以外の職種（歯科衛生士も含
む）が行う診療の補助は，看護師の業務
独占の除外規定となっている．

4. 診療放射線技師法（昭 26.6.11　法 226）

診療放射線技師の資格と業務の適正な
運用について規定している（1条）．診
療放射線技師とは，医師または歯科医師
の指示の下に，放射線を人体に対して照
射することを業とする者をいう（2条2
項）．医師，歯科医師または診療放射線
技師でなければ，放射線を人体に対して
照射することを業としてはならない（24
条）．この他，医師または歯科医師の指
示の下，診療の補助として磁気共鳴画像
診断装置や超音波診断装置などの画像検
査を行うことができる（24条の2）．

5. 臨床検査技師等に関する法律（昭 33.4.23　法 76）

臨床検査技師とは，医師または歯科医
師の指示の下に，検体検査（微生物学的
検査，免疫学的検査，血液学的検査，病
理学的検査，生化学的検査等）および厚
生労働省令で定める生理学的検査を行う
ことを業とする者をいう（2条）．診療の
補助として，医師または歯科医師の具体
的な指示を受けて採血，検体採取および
生理学的検査を業とできる（20条の2）．

6. 言語聴覚士法（平 9.12.19　法 132）

言語聴覚士とは，音声機能，言語機
能，または聴覚に障害のある者につい
て，その機能維持のために言語訓練その
他の訓練，これに必要な検査および助
言，指導その他の援助を行うことを業と
する者をいう（2条）．診療の補助とし
て，医師または歯科医師の指示の下に，
嚥下訓練，人工内耳の調整を行うことを
業とする（42条）．

看護師（保健師，助産師を含む），診
療放射線技師，臨床検査技師および言語
聴覚士は，歯科医師の指示の下，診療の
補助（すなわち歯科診療の補助）を行う
ことができる．一方，以下に示す職種
は，歯科医師の指示による業務は規定さ
れていない．

7. 臨床工学技士法（昭 62.6.2　法 60）

臨床工学技士とは，医師の具体的な指
示の下に，診療の補助として生命維持管
理装置の操作および保守点検を行うこと
を業とする者をいう（2条2項, 37, 38条）．

8. 理学療法士及び作業療法士法（昭 40.6.29　法 137）

理学療法士とは，理学療法士の名称を
用いて，医師の指示の下に，診療の補助
として，基本的動作能力の回復をはかる
ため，身体に障害のある者に対して物理
的手段を加えることを業とする者をいう
（2条1, 3項, 15条）．

作業療法士とは，作業療法士の名称を
用いて，医師の指示の下に，診療の補助
として，身体または精神に障害のある者
に対して応用的動作能力または社会的適
応力の回復をはかるため，手芸，工作等
の作業を行わせることを業とする者をい
う（2条2,4項, 15条）．

9. 視能訓練士法 （昭 46.5.20　法 64）

視能訓練士とは，医師の指示の下に，診療の補助として，両眼視機能に障害のある者に対する矯正訓練，眼科に関わる検査を行うことを業とする者をいう（2, 17 条）．

10. 義肢装具士法 （昭 62.6.2　法 61）

義肢装具士とは，医師の指示の下に，診療の補助として，義肢および装具の装着部位の採型ならびに身体への適合を行うことを業とする者をいう（2, 37 条）．

11. 救急救命士法 （平 3.4.23　法 36）

救急救命士とは，医師の具体的な指示の下に，診療の補助として救急救命処置を行うことを業とする者をいう（2 条 2 項，43 条，44 条 1 項）．業務は原則として，救急自動車による搬送中または患者を救急自動車に乗せるまでの間とされている（44 条 2 項）．

以下は直接医療を提供する職種ではないが，連携をはかり業務を行う必要がある職種である．

12. 介護保険法 （平 9.12.17　法 123）
―介護支援専門員（ケアマネジャー）

介護支援専門員とは，要介護者または要支援者からの相談に応じ，その心身の状況等に応じ適切な介護保険の各種サービスまたは特定介護予防・日常生活支援総合事業を利用できるよう市町村，各種サービスを行う事業者等との連絡調整等を行う者をいう（第 7 条）．介護サービス計画（ケアプラン）の作成を行う．

13. 栄養士法 （昭 22.12.29　法 245）
―管理栄養士

管理栄養士とは，傷病者に対する療養のため必要な栄養の指導等を行うことを業とする者をいう（第 1 条）．管理栄養士は，傷病者に対する療養のため必要な栄養の指導を行うにあたっては，主治の医師の指導を受けなければならない（第 5 条の 5）．病院における栄養サポートチーム（NST）の中心的役割を担っている．

14. 社会福祉士及び介護福祉士法
（昭 62.5.26　法 30）

社会福祉士とは，身体上もしくは精神上の障害があることまたは環境上の理由により日常生活を営むのに支障がある者の福祉に関する相談に応じ，助言，指導，福祉サービスを提供する者，または医師その他の保健医療サービスを提供する者その他の関係者との連絡および調整その他の援助を行うことを業とする者をいう（第 2 条）．メディカルソーシャルワーカー（MSW）として相談支援業務に従事させる病院が多くなっている．

介護福祉士とは，身体上または精神上の障害があることにより日常生活を営むのに支障がある者につき心身の状況に応じた介護を行い，その者およびその介護者に対して介護に関する指導を行うことを業とする者をいう（第 3 条）．介護福祉士は，保健師助産師看護師法の規定にかかわらず，診療の補助として喀痰吸引等を行うことを業とすることができる（第 48 条の 2）．

2 歯科技工士の役割

到達目標

① 歯科技工士の業務を説明できる.
② 歯科技工士に必要な倫理を述べる.
③ 日本と世界の歯科技工士の現状を説明できる.

1 歯科技工士の業務

　前述のように，歯科技工とは「特定人に対する歯科医療の用に供する補綴物，充塡物または矯正装置を作成し，修理し，または加工すること」であり，厚生労働大臣の免許を受けて歯科技工を業とする者が歯科技工士である.

　歯科技工士のつくり出す歯科医療用装置は，患者の口腔内に装着される. たとえば，義歯は口腔粘膜に直接触れるし，クラウンやブリッジは支台となる歯に固定されて顎口腔機能（咀嚼，嚥下，発音，表情など）を回復する. そのうえ，近年では審美性も重視される. これらはレジンや金属などによって製作されるので，長期間口腔内で生体と調和させるためには，物理的，化学的，生物学的な配慮が必要となる.

2 歯科技工士の倫理

　医療に従事する者にとって最も重要なことは，その倫理観である. 症状が改善されるように最善を尽くし，間違っても現状より悪化させないことが前提となる.

　日本医師会「医の倫理綱領」，日本歯科医師会「日本歯科医師会倫理規範」によれば，いずれも，「医療は愛である」としている. 愛とは相手のためによかれと願う心であり，医療でいう愛とは，患者の立場になって患者の抱える苦痛や障害などの諸症状を自己の最善を尽くして取り除き，健康を援助する姿勢をいう.

医の倫理綱領（日本医師会）

　医学および医療は，病める人の治療はもとより，人びとの健康の維持増進，さらには治療困難な人を支える医療，苦痛を和らげる緩和医療をも包含する. 医師は責任の重大性を認識し，人類愛を基にすべての人に奉仕するものである.

2. 歯科技工士の役割

日本歯科医師会倫理規範〈基本精神〉（日本歯科医師会）

① 歯科医師は，専門職として常に研鑽を積み，医術の練磨と医道の高揚に努めなければならない.

② 歯科医師は，診療にあたり，患者さんに対し限りなき愛情と責任をもって接し，自己の最善を尽くさなければならない.

③ 歯科医師は，自己の技術，知識，経験を社会のために可能なかぎり提供し，地域の医療に協力しなければならない.

　「医師の倫理綱領」の古典的なモデルとしては，「ヒポクラテスの誓い」がある.紀元前に書かれたといわれるこの誓いの文は，医神アポローンらに対する誓いの言葉であり，医師の倫理や役割について述べられている.1508年にドイツ中東部のヴィッテンベルグ大学医学部ではじめて採用され，いまでは多くの医学校の卒業式などで誓われている.

　「医は患者のためのものであり，決して不利益になることをしない」という誓いは，すべての医療従事者にとって最も大切なことである.

ヒポクラテスの誓い

　医師アポローン，アスクレーピオス，ヒュギエィア，パナケィアをはじめ，すべての男神・女神にかけて，またこれらの神々を証人として，誓いを立てます.そして私の能力と判断力の限りを尽くしてこの約定を守ります.

　この術を私に授けた人を両親同様に思い，生計をともにし，この人に金銭が必要になった場合には私の金銭を分けて提供し，この人の子弟を私自身の兄弟同様とみなします.そしてもし彼らがこの術を学習したいと要求するならば，報酬も契約書も取らずにこれを教えます.私の息子たち，私の弟子たち，医師の掟による誓約を行って契約書をしたためた生徒たちには，医師の心得と講義その他すべての学習を受けさせます.しかしその他の者には誰にもこれを許しません.

　私の能力と判断力の限りを尽くして食養生法を施します.これは患者の福祉のためにするのであり，加害と不正のためにはしないように慎みます.致死薬は，誰に頼まれても，決して投与しません.またそのような助言も行いません.同様に，婦人に堕胎用器具を与えません.純潔に敬虔に私の生涯を送り私の術を施します.膀胱結石患者に砕石術をすることはせず，これを業務とする人にまかせます.どの家に入ろうとも，それは患者の福祉のためであり，どんな不正や加害をも目的とせず，特に男女を問わず，自由民であると奴隷であるとを問わず，情交を結ぶようなことはしません.治療の機会に見聞きしたことや，治療と関係なくても他人の私生活についての洩らすべきでないことは，他言してはならないとの信念をもって，沈黙を守ります.

　もし私がこの誓いを固く守って破ることがありませんでしたら，永久にすべての人々からよい評判を博して，生涯と術とを楽しむことをお許し下さい.もしこれを破り誓いにそむくようなことがことがありましたならば，これとは逆の報いをして下さい.

（小川政恭訳：ヒポクラテス・古い医術について.岩波文庫,1963）

歯科技工管理学

　歯科技工士は患者の口腔内に直接触れることができないため，模型から口腔を想像して可能なかぎり生体に調和したものをつくる必要がある．つまり，単に歯の形態を模倣しただけではなく，患者の口腔機能が健全に営まれるような補綴装置をつくるということである．そのためには必要な知識・技術を身につけなければならず，当然，装着後の予後やメインテナンスまで考慮しなければならない．

　また，歯科医療は歯科医師，歯科技工士，歯科衛生士のチームワークによってより精度の高いものとなる．したがって，常に信頼ある相互の連携に努めるとともに，業務を行ううえで知り得た患者の秘密は漏らさないように注意しなければならない（**守秘義務**）．2001年には，歯科技工士法第20条の2として，「歯科技工士は，正当な理由がなく，その業務上知り得た人の秘密を漏らしてはならない．歯科技工士でなくなった後においても，同様とする」という文言が追加されている．「正当な理由」とは，本人の承諾なしに漏らしてはならないということで，学会発表などの際にも注意が必要である．違反し，告訴された場合には，50万円以下の罰金刑に処せられる．

日本歯科技工士会倫理綱領（日本歯科技工士会）

　歯科技工および歯科技工学は，人々の心身の健康の維持もしくは増進をはかるものであり，歯科技工士は，口腔保健医療関係者の一員としてその職責の重大性を認識するものである．

① 歯科技工士は，歯科技工学の進歩発展に寄与することを責務とし，生涯を通じて知識と技術の修得に励む．

② 歯科技工士は，歯科技工によって社会に貢献できることを誇りとし，もてる職能を余すことなく発揮する．

③ 歯科技工士は，良質な口腔保健医療の実現をはかるために，医療関係者との緊密な連携のもと相互信頼を築く．

④ 歯科技工士は，医療専門職としての職責を自覚し，社会の一員として法規範の遵守と法秩序の形成に努める．　　（2000年9月）

3　歯科技工士の現状

1）日本における歯科技工士の現状

（1）歯科技工士，歯科技工所

　厚生労働省の調べによると，2022年現在，就業歯科技工士数は32,942名，歯科技工所数は20,841カ所となっている．過去10年間に歯科技工士数は1,671名の減少，歯科技工所数は1,135カ所の増加となっている．また，就業場所の72.9％は歯科技工所，24.8％は病院または診療所である（表2-1）．年齢階層別の就業歯科技工士のうち66.1％は45歳以上で年々増加傾向，25歳未満は4.6％で年々減少傾向にある（図2-1）．また，就業歯科技工士の男女比率は，女性が22.6％で増加傾向にある（図2-2）．日本の歯科技工所形態の特徴として，小規模形態がほとんどで，大規模歯科

2. 歯科技工士の役割

表 2-1　歯科技工士数・歯科技工所数の年次推移（参考：歯科衛生士数，歯科医師数，歯科診療所数）

	2004年	2006年	2008年	2010年	2012年	2014年	2016年	2018年	2020年	2022年
歯科技工士	35,668	35,147	35,337	35,413	34,613	34,495	34,640	34,468	34,826	32,942
歯科技工所	23,065	23,438	24,142	24,271	24,244	24,425	24,972	25,056	25,561	24,012
病院・診療所	11,998	11,140	10,694	10,595	9,932	9,630	9,166	8,861	8,691	8,159
その他	605	569	501	547	437	440	502	551	574	771
歯科技工所	19,233	19,435	19,369	19,443	19,706	20,166	20,906	21,004	20,879	20,841
歯科衛生士	79,695	86,939	96,442	103,180	108,123	116,299	123,831	132,629	142,760	145,183
歯科医師	95,197	97,198	99,426	101,576	102,551	103,972	104,533	104,908	107,443	105,267
歯科診療所	66,557	67,392	67,779	68,384	68,474	68,592	68,940	68,613	67,874	67,755

（厚生労働省「衛生行政報告例」「医師・歯科医師・薬剤師調査」「医療施設（動態）調査・病院報告」より）

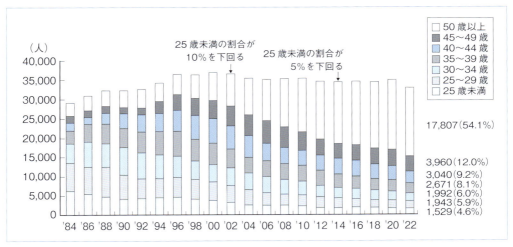

図 2-1　年齢階級別就業歯科技工士数の年次推移

（厚生労働省「衛生行政報告例」より）

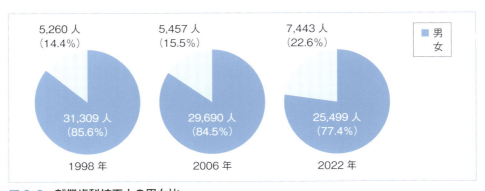

図 2-2　就業歯科技工士の男女比

（厚生労働省「衛生行政報告例」より）

技工所がきわめて少ない（図 2-3）．歯科技工所については，良質な補綴装置の質を確保するために構造設備基準や品質管理指針などが示されている（6 章参照）．

　図 2-4 は，歯科医院および歯科技工所からの求人数の年次的推移を示すが，2012年を底辺に V 字傾向を示し，最近では増加傾向にある．特に歯科技工所からは歯科

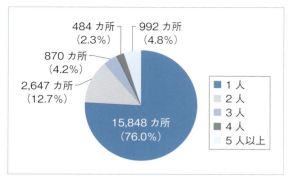

図 2-3 歯科技工士数別にみた歯科技工所数の割合（2022 年）

（厚生労働省「衛生行政報告例」より）

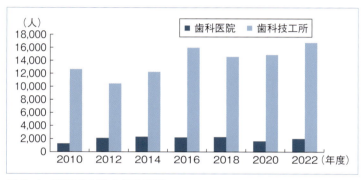

図 2-4 就職求人数の年次推移

（全国歯科技工士教育協議会調査より）

医院の 7 倍近くの求人数がある．この図は毎年実施している全国歯科技工士教育協議会調査によるもので，歯科医院および歯科技工所は全国の複数校の養成施設に求人票を提出していることを鑑みれば，決して多い求人数ではない．

一方，歯科医師数と歯科診療所数の年次推移を表 2-1 に示すが，いずれも急激な増加傾向にあり，歯科医師数は 10 万人を突破した．

(2) 日本の健康保険制度

日本では「国民皆保険」制度によって，原則すべての国民は何らかの公的医療保険に加入している．公的医療保険には大きく分けて健康保険，共済組合，国民健康保険があり，これに加えて 75 歳以上の人が加入する後期高齢者医療制度がある（6 章参照）．

医療保険による補綴装置については，1988 年の厚生大臣告示によって，製作技工に要する費用と製作管理に要する費用はおおむね 7：3 の比率とされている（p.141 参照）．また，歯科診療における保険診療と自費診療の違いはおおむね表 2-2 のとおりである．

表 2-2 保険診療と自費診療の違い

	保険診療	自費診療
治療費	全国一律 （健康保険法）	歯科医院で異なる （技術料，材料費，設備費…）
対象	規格診療	自由診療 （高度な技術，新素材）
治療	機能面を重視	機能面と審美性を重視
材料	保険診療で認可された材料 （金銀パラジウム合金，銀合金，コンポジットレジンなど）	医薬品医療機器等法で認可された材料 （金合金，セラミックス，ハイブリッド型コンポジットレジンなど）

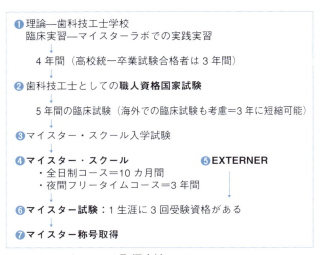

図 2-5 マイスターの取得方法
(http://grossart.jp/page005019.html. より改変)

2）世界各国における歯科技工士の現状

（1）ドイツの場合

ドイツには**マイスター制度**という独自の制度がある．マイスターとは，職人の技能と理論を実践と教育によって完全にマスターした人に与えられる称号で，この称号を得ないと管理者として開業することも見習いを雇って教育することも許されない．マイスター試験の受験は生涯で3回と制限されている（図 2-5）．

（2）米国の場合

歯科技工士としての国家資格制度はないが，開業したり教育など公的な場で働く場合には米国歯科技工所協会（NADL）による認定資格（CDT）が必要とされている州もある．

(3) アジア諸国の場合

韓国では，歯科技工士学校で 3 ～ 4 年間学んだ後に，国家試験を受ける必要がある．1980 年に国民健康保険が導入されたが歯科補綴は健康保険から除外されている．

台湾では，4 年制大学と 5 年制の専門学校がある．2010 年から歯科技工士国家試験が実施されており，それに伴い，それまで歯科技工業を行っていた人も，すべて 5 年以内に特別歯科技工士試験を受験しなければならなくなった．歯科補綴装置はすべて自費診療扱いで，数十人規模の歯科技工所が多い．

フィリピンでは国家資格制度はないが，申請により歯科技工士証書が発給される．

3 顔および口腔組織の形態と機能

到達目標

① 顔の形態と機能を説明できる.
② 歯と歯列の形態を概説できる.
③ 歯と歯周組織の構造を説明できる.
④ 口腔の機能を概説できる.

1 顔の形態と機能

1) 顔の形態

　顔とは，口部，オトガイ部，鼻部，眼部，眼窩下部，頰骨部，頰部を含む部分で，鼻根から眉，頰骨弓を経て外耳孔の前縁を通り下顎下縁に沿った線が，頭・顔・頸の境界線となる．人の顔は，横に三等分，縦に五等分に分割され（図 3-1），整った人の顔は，数値的にもバランスの取れた長さ，幅，角度で成り立っている．

バランスのとれた人の顔の法則
① 額の生え際からオトガイ下線までを三等分してみると，その割線はほぼ耳の上端と鼻の先端を通る.
② 上下の口唇が合わさる水平線は，顔面下 1/3 をさらに三等分した部位の上 1/3 を通る.
③ 目の水平的位置は，頭頂部からオトガイ下縁，あるいは額の生え際から下唇下縁までの長さのちょうど 1/2 の部位に存在する（目は頭部の中央に位置している）.
④ 眼の垂直的位置関係は，両目の間隔を中心として，同じ横幅で左右の目，そして耳元までを五等分している.
⑤ 下唇の下縁は顔面下 1/3 を二等分する線上に位置する.
⑥ 側貌では頭部全体が縦横等しい正方形に収まるようになっている．口唇は，鼻尖とオトガイを結んだ線（Esthetic Line）より内に位置することが望ましいとされているが，日本人の場合には，上唇は Esthetic Line 上，下唇はわずかに外方にあっても許容される（図 3-2）.

（成田令博：人にとって顔とは．口腔保健協会，東京，1995．より）

　人の顔の正面外形は，円型（正円型，楕円型，卵円型），四角型（正方型，長方型，台型），三角型（正三角型，長三角型）に大きく分類される．三角型は，将来の日本

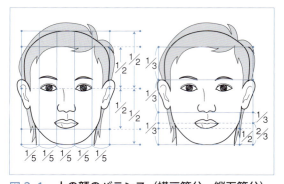

図 3-1 人の顔のバランス（横三等分，縦五等分）
（成田令博：人にとって顔とは．口腔保健協会，東京，1995. より改変）

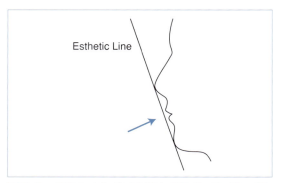

図 3-2 鼻尖とオトガイを結んだ Esthetic Line（E-ライン）
（成田令博：人にとって顔とは．口腔保健協会，東京，1995.）

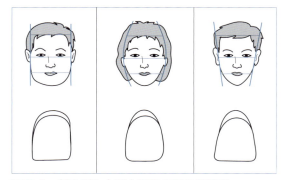

図 3-3 顔の形と上顎中切歯の形は相似形
（Williams, J.T.: The temperamental selection of artificial teeth, a fallacy. *Dent. Dig.*, 20: 1914.）

人の顔の典型とされるが，度が過ぎるとやや病的な感じとなり，四角型の顔は，男性的で角が強調されるといかつい闘志型となり，円型は，女性的で優しい顔となる．さらに顔の形態と上顎中切歯の歯冠形態とは相似形であるともいわれる（図 3-3）．

2) 顔の機能

顔の機能は細分され，目の機能（ものをみる視覚器），鼻の機能（においをかぐ嗅覚器と呼吸器），口の機能（咀嚼，味覚，刺激やものの進入を感じる防御機構）に分けられる．また，このような生理的機能だけでなく，喜怒哀楽の心情が出る情緒表現の機能もある．

2 口腔の形態

口腔を構成する組織としては，歯，歯周組織，口腔軟組織（口唇，舌，粘膜など）が挙げられる．これらは歯科医師，歯科技工士および歯科衛生士が取り扱う組織なので，口腔組織の形態や機能の特性については十分理解しておく必要がある．

3. 顔および口腔組織の形態と機能

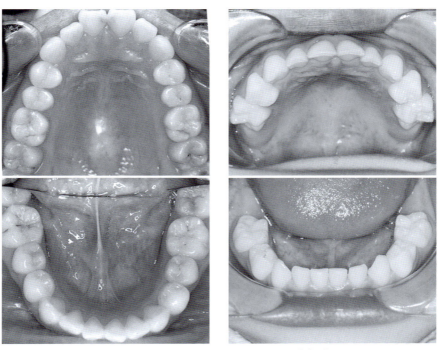

図 3-4, 5　永久歯列　　　　図 3-6, 7　乳歯列

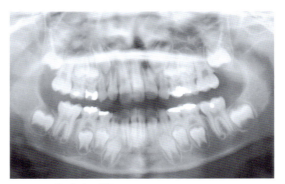

図 3-8　混合歯列期

1) 歯・歯列の形態と構造（詳細は『口腔・顎顔面解剖学』で学習）

(1) 歯の数・形態および歯列の形態

a. 歯の数

　歯は，萌出している部位（場所）によって前歯部，臼歯部に区分される．**前歯部**には中切歯，側切歯，犬歯が，**臼歯部**には第一，第二小臼歯，第一，第二，第三大臼歯が含まれる．したがって，通常，人の**永久歯**の数は上下顎左右側で 28〜32 本となる（図 3-4, 5．第三大臼歯は退化傾向のため人によっては存在しないことがある）．なお，**乳歯**は乳中切歯，乳側切歯，乳犬歯，第一，第二乳臼歯からなっており，上下顎左右側で 20 本となる（図 3-6, 7）．乳歯列から永久歯列に至る過程においては，混合歯列という歯の生え代わる時期があり，乳歯と永久歯が混在する（図 3-8）．

35

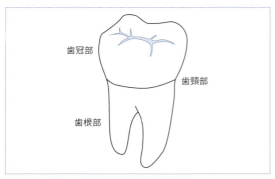

図 3-9　歯の部位の名称

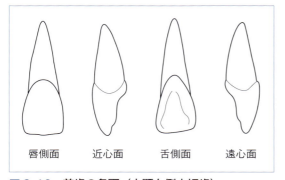

図 3-10　前歯の各面（上顎右側中切歯）

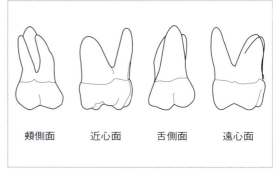

図 3-11　臼歯の各面（上顎右側第一大臼歯）

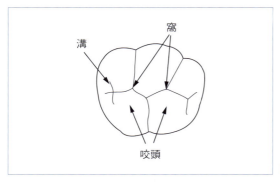

図 3-12　大臼歯咬合面（下顎右側第一大臼歯）

b．歯の形態

　歯は大きく**歯冠部**と**歯根部**に区分される．歯肉から萌出して口腔内にみえる部分が歯冠部，歯肉に覆われ歯槽骨のなかにある部分が歯根部である．歯冠部と歯根部の間のエナメル質とセメント質の移行部を**歯頸部**（歯頸線）という（図 3-9）．

　前歯歯冠部は，唇側面，舌側面，近心面，遠心面（近心面と遠心面をあわせて隣接面という）の 4 面に（図 3-10），臼歯歯冠部は頰側面，舌側面，近心面，遠心面，咬合面の 5 面に区分され（図 3-11，12），臼歯部の咬合面には複数の咬頭，溝，窩が存在している（咬頭の数は歯種によって異なる）．

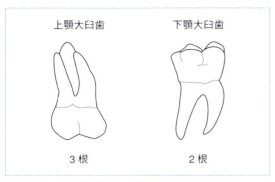

図 3-13　上顎大臼歯と下顎大臼歯の根の違い

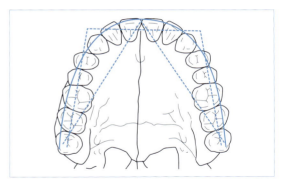

図 3-14　歯列の形態

　歯根部は通常口腔内ではみえないが，加齢によって歯肉が退縮し歯根が露出することもある．歯根の数は歯種によって異なり，切歯，犬歯，上顎第二小臼歯および下顎小臼歯では1根，上顎第一小臼歯と下顎大臼歯では2根，上顎大臼歯では3根ある（図 3-13）．

c．歯列の形態

　個々の歯は近心と遠心の隣接面で接触しており，この接触する部分を**接触点**という．接触点は加齢によって点から面状になるが，この接触点によって隣の歯と接触し，それらが連なって歯列を形成している．接触点は適度な強さで歯列の形態を保持し，食物が歯と歯の間に入り込まないように働いている．歯は1本では外力に対して大きな力を発揮できないが，このように接触点によって連なりスクラムを組むことで，大きな外力に対して抵抗することが可能となる．

　歯列の形態は，咬合面側からみて卵円形，方形，V字形，鞍状形などがある（図 3-14，『口腔・顎顔面解剖学』『矯正歯科技工学』参照）．通常は上顎の歯列が下顎の歯列を覆っている．

2）歯の構造

　歯冠部の最表層部には**エナメル質**がある．人体のなかで最も硬い組織であり，骨よりも硬い．エナメル質の大部分はリン酸カルシウムで構成され，エナメル小柱が連なった組織構造を示す．

　その下部には**象牙質**が存在する．歯の大部分を占める組織で，エナメル質より有機質に富み，象牙細管が連なった組織構造となっている．象牙細管のなかには象牙芽細胞が存在し，内部の歯髄に通じている．**歯髄**は，いわゆる「神経」とよばれるところで，このなかには血管，神経，リンパなどの脈管系の組織が豊富に存在し，歯の痛みを感じる．

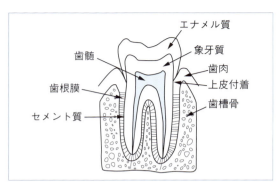

図 3-15　歯および歯周組織の構造

歯根部の最表層部には**セメント質**が存在する．セメント質と歯槽骨との間には歯根膜線維が介され，歯が顎骨に吊り下げられている（図 3-15）．

2）歯周組織の構造

歯周組織とは，セメント質，歯根膜，歯肉および歯槽骨の総称である．

歯根膜は，歯のセメント質と歯槽骨を結ぶ無数の線維で，**歯周靱帯**ともよばれる．線維の走行は，歯根尖部では垂直であるが，歯頸部に向かうにしたがって水平となり，歯を吊り下げている状態となる．

歯肉は，歯の周りを取り囲む歯肉縁から遊離歯肉，付着歯肉，歯槽粘膜へと移行する組織である．歯肉溝の底部では付着上皮によって歯質表面と結合しているが，歯周病（歯周疾患）に罹患すると付着上皮が冒され，正常な歯肉溝が病的なポケットと化す．

歯槽骨は，歯を取り巻く骨で，上顎骨および下顎骨の歯槽突起として歯を支えている．歯に加わった外力によって吸収と添加が生じるほか，歯周病（歯周疾患）などの炎症症状によっても吸収が生じ，歯槽骨縁が退縮すると歯は病的に動揺する．粘膜に近い部分は皮質骨で覆われ，内部は海綿骨となっている．

なお，歯が喪失した後の顎骨と顎粘膜からなる部分は**顎堤**といい，徐々に吸収される（図 3-16，17）．

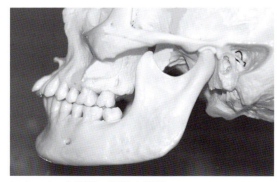

図 3-16　有歯顎の顎骨の状態

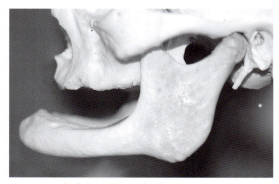

図 3-17　無歯顎の顎骨の状態

3. 顔および口腔組織の形態と機能

3 口腔の機能（詳細は『顎口腔機能学』で学習）

　　口腔の機能としては，口のなかに取り込まれた食物をかみ砕き，唾液と混ぜ合わせ（咀嚼），食道に送り込む（嚥下）こと，口唇や鼻腔との共同作業によって会話をすること（発音），感覚器官として体性感覚や味覚を司ること（感覚），口唇や顔の表情筋によって人間にしか表現できない喜怒哀楽を表す（表情）ことが挙げられる．

1）咀嚼運動

　　咀嚼は本来，食物をかみ切る（切断作用），かみ砕く（粉砕作用），細かくなった食物を唾液と混ぜ合わせる（混和作用）という動作から成り立っている．切断作用は前歯部，粉砕作用は臼歯部，混和作用は舌や頬粘膜などとの共同作業によって行われ，食物を嚥下しやすい形にして咽頭に送っている．つまり，咀嚼は消化運動の最初の作業であり，食物を細分化することによって消化を助けているのである．

　　咀嚼運動は大脳や脳幹の多くの神経系が関与する複雑な機構によって行われる．そのため，咀嚼運動によって頭頸部の血流量が増加し，脳への血液供給が促進されて脳の活性化に影響する．最近では「咀嚼が全身の健康に及ぼす影響」についての研究も進められている．

　　咀嚼運動はリズミカルに反復される下顎運動によって行われる．その経路や周期は個人によってほぼ一定しており，個人の習慣性にも影響されるが，基本的には上下顎のかみ合わせ（咬合）が関係している．咀嚼しているときに働く力（咀嚼力）は，最大かみ締め時（最大咬合力）の1/2〜1/6程度である（最大咬合力は上下顎の第一大臼歯間でほぼ個人の体重くらい）．

2）嚥下運動

　　嚥下とは，ほとんど意識されることなしに食物や唾液などを飲み込む反射性の動作である．嚥下は唾液量とも関係し，唾液分泌の少ない高齢者では，特に義歯装着や感覚麻痺によって嚥下障害を起こすことがある．

3）発音運動

　　発音は，呼吸，発声，共鳴，調音などに分けられ，下顎，歯，舌，口唇，軟口蓋などを働かせ，口腔や鼻腔が共鳴することによって音色となる．したがって，歯や口腔組織に欠陥（口唇口蓋裂，上顎腫瘍摘出など）があると発音障害が生じるほか，義歯の歯ならび（人工歯排列）や大きさによっても発音障害が生じる．

4）感　覚

　　口腔の感覚には，痛覚，触覚，圧覚，温度感覚などの体性感覚と，特殊感覚として

の味覚がある．**痛覚**のなかで，特に歯の痛みは激痛，鋭痛が多く，ほとんどが歯髄からの痛みである．歯根膜の痛みは比較的鈍痛で，かみ合わせたときに痛むことが多い．口腔領域における痛みは口唇部に近い前方部で鋭敏であり，後方に行くにしたがって鈍くなる．齲蝕や歯周病（歯周疾患）における痛みでは，病変から離れた場所で痛みを感じることもあるが，これを**関連痛**という．

舌の痛みは，咬傷や炎症以外に，心身症の一つと考えられるものがある（舌痛症）．

触覚や圧覚は歯根膜の感覚として重要で，歯根膜は食物の微妙な性質の違いまでも識別できるきわめて鋭敏な組織である．

特殊感覚としての**味覚**は，舌表面に存在する舌乳頭にある味蕾が司る．甘味は舌尖部，塩味は舌尖部から舌側縁部，酸味は舌側縁部，苦味は舌中央部で感じる．

5）表情と顔貌（審美）

口もと付近は「顔面可変区域」といわれるところで，人間の表情として喜怒哀楽が最も現れやすい部分である．特に笑顔は，人をいっそう美しくみせ，親しみを増し，人の心を和ませ，幸せにする大きな原動力となる．

歯と口唇との関係は歯科治療における「審美性」から特に重要で，「赤い唇から垣間みえる白い歯」は健康そのものといえる．昔から「明眸皓歯」といわれるように，明るい目とともに白い歯は美人の条件とされており（図 3-18），顔の美しさを創造する要件として，歯の色と形，歯ならびの調和，歯肉および口唇の色は重要な役割を演じている．一昔前までは，女性の「八重歯」はかわいらしさのシンボルとして好まれていたが，本来は「上顎犬歯の低位唇側転位」という異常であり，現在では自然なきれいな歯ならびが普通となっているため矯正治療の対象となっている．欧米諸国では口もとの美しさは，社会的なリーダーとしての必要条件でもある．

歯の色や形態にも性別や年齢の特徴がある．

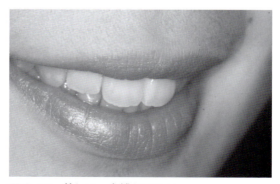

図 3-18 美しい，自然な口もと

4 歯科疾患と周囲組織の変化

到達目標

① 硬組織疾患の種類と特徴を説明できる.
② 齲蝕発症の要因を列挙できる.
③ 歯周組織疾患の種類と特徴を説明できる.
④ 歯の喪失に伴う歯周組織の変化を説明できる.
⑤ 歯科疾患の現状を述べる.

1 歯の異常

歯の異常には, 歯数の異常や形態・位置の異常がある.

1) 過剰歯

過剰歯とは, 正常数より余分に萌出している歯のことで, 上顎正中部や大臼歯部後方に多い (図 4-1).

2) 円錐歯 (栓状歯)

円錐歯とは, 歯冠が尖っていて切縁や咬合面のない歯のことである (図 4-2).

3) 埋伏歯

埋伏歯とは, 歯が完成されても顎骨内に存在し, 口腔内に萌出してこない歯のことである (図 4-3).

4) 先天性欠如歯

先天性欠如歯とは, 何らかの理由によって, 先天的に歯胚が形成されていない歯のことである (図 4-4, 5).

5) 矮小歯

矮小歯とは, 正常な歯幅よりかなり小さな歯のことである (図 4-6).

41

歯科技工管理学

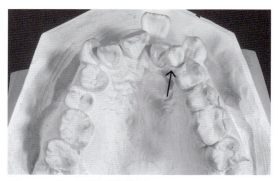

図 4-1　歯の異常（過剰歯）

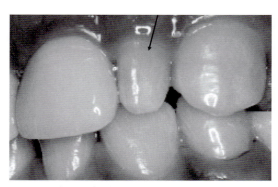

図 4-2　歯の異常（円錐歯）

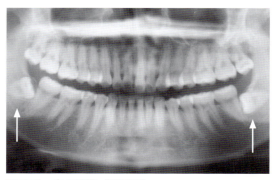

図 4-3　歯の異常（埋伏歯）

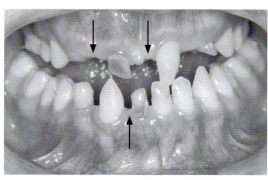
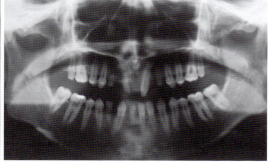

図 4-4, 5　歯の異常（先天性欠如歯）
エックス線写真からも歯胚が形成されていないことがわかる．

6）癒合歯

　　　癒合歯とは，2歯がまだ未完成のときに合体したもので，歯根の一部が両歯共通になっている歯のことである（図 4-7）．

7）エナメル質形成不全歯

　　　エナメル質形成不全歯とは，エナメル質が形成される時期になんらかの理由によって形成が阻害され，歯表面に白斑や実質欠損が生じた歯のことである（図 4-8）．**斑**

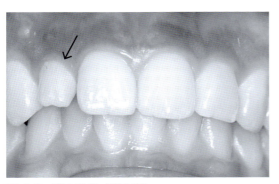

図 4-6 歯の異常(矮小歯)

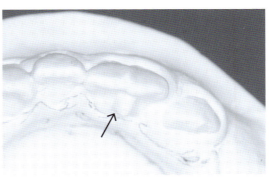

図 4-7 歯の異常(癒合歯)

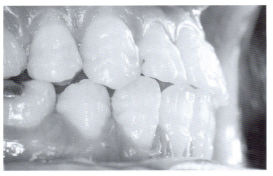

図 4-8 歯の異常(エナメル質形成不全歯)

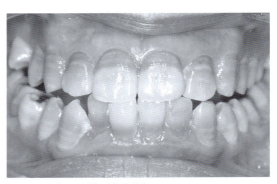

図 4-9 歯の異常(変色歯)
広範囲の歯において歯頸側 1/3 部に変色が生じている.

状歯は代表的なものである.

8) 着色歯および変色歯

着色歯, **変色歯**とは, 加齢, 嗜好食品, デンタルプラーク(歯垢), 歯石, 齲蝕, 失活歯(無髄歯), 薬物服用など, 外因性や内因性により歯の表面や歯質中に着色・変色が生じたものである(図 4-9).

2 歯列不正・咬合の異常

歯列不正とは, 歯の萌出場所, 方向などが正常ではなく配列が乱れたり, 上下顎の咬合(かみ合わせ)が異常であるものをいう.

傾斜歯, 転位歯, 叢生, 正中離開, 上顎前突, 下顎前突, 過蓋咬合, 開咬などがある.

3 歯および硬組織疾患

1) 齲 蝕

齲蝕とは, 口腔内の細菌によって歯の硬組織が崩壊する疾患で(図 4-10, 11), デンタルプラーク(歯垢)が関与している. 唾液中のタンパクや食物残渣, 口腔内細

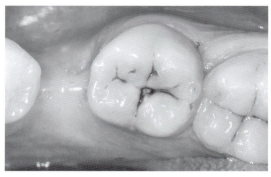
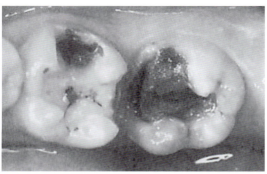

図 4-10, 11　齲蝕

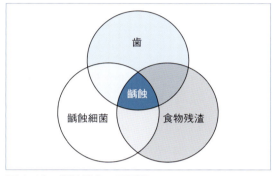

図 4-12　齲蝕発生の三要素

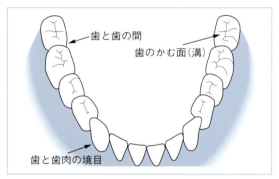

図 4-13　齲蝕の好発部位

　菌によって形成された不溶性で粘着性の強いデンタルプラークに飲食物中の糖が浸透し、その糖が**ストレプトコッカスミュータンス**（Mutans streptcoccus）や**ラクトバチラス**（Lactobacillus）によって分解されることで、発酵して強い酸を産生する。この酸が、エナメル質や象牙質を脱灰、侵蝕して齲蝕が始まる。

　齲蝕の発生する要因としては、食物に含まれるショ糖、細菌の存在、歯質の感受性、作用時間が挙げられ（図 4-12）、口腔清掃の行き届かない部位に多発する（図 4-13）。

　齲蝕は進行状況によって程度分類され、自覚的症状（痛み）も治療法も異なる。

2）侵蝕症（酸蝕症）

　侵蝕症とは、酸などによってエナメル質、象牙質が脱灰され、実質欠損が生じることをいう。

3）摩耗症

　摩耗症とは、不適切なブラッシングや不適合なクラスプ（入れ歯のばね）などによる機械的刺激によって歯質がすり減った状態をいう（図 4-14）。

4. 歯科疾患と周囲組織の変化

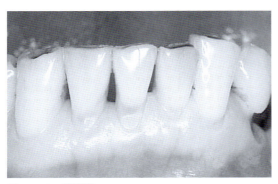
図 4-14　摩耗症

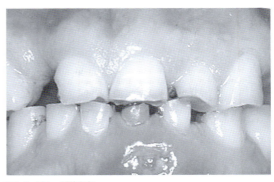
図 4-15　咬耗症

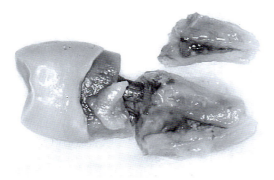
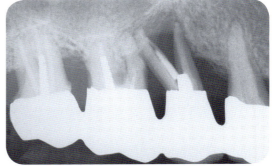
図 4-16, 17　歯の破折

4) 咬耗症

咬耗症とは，歯ぎしりのように長くかみ合わせが強い状態が続いたときに，歯の切縁や咬合面が平坦になることをいう（図 4-15）．

5) 歯の破折

歯の破折とは，外力によって歯の一部または全部が破断した状態のことをいう（図 4-16, 17）．

4　歯髄の疾患

齲蝕の進行や外力による歯の破折によって歯髄に炎症症状が生じた状態を**歯髄炎**という．通常は自覚的に痛みを伴う（急性症状と慢性症状がある）．

5　歯周組織疾患

1) 歯根膜炎

歯根膜炎とは，強い外力が加わったときや歯髄炎が長期に続いたときに，歯の周囲の歯根膜に炎症症状が生じることをいう．

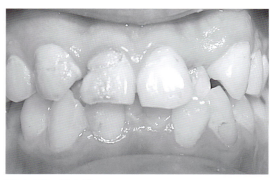

図4-18　歯肉炎

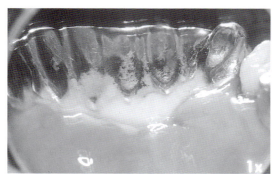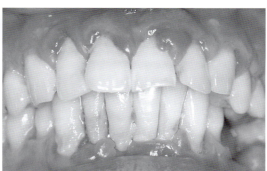

図4-19, 20　歯周炎

2) 歯肉炎

歯肉炎とは,歯を取り囲む歯肉部に炎症症状(出血,腫脹,発赤)がみられる状態をいう(図4-18).

3) 辺縁性歯周炎

歯肉炎が進行すると,歯と歯肉の間に存在する歯肉溝が深くなり(歯周ポケットの形成),**上皮付着部**(歯肉と歯が直接結合しているところ)が破壊されて,炎症症状は根尖方向へ進行する.歯肉増殖がみられることもあり,炎症症状が強くなれば排膿して歯の動揺が生じ,やがては脱落する(図4-19, 20).

6　顎関節症

顎関節症とは,かみ合わせの異常や外的刺激,心理的要件によって生じる顎の異常のことで,非炎症性のものをいう.通常,開口障害(口が開かない),運動痛(口を開けると痛む),関節雑音(口を開けるときに音が鳴る)などの症状がある.

7 舌および口腔軟組織疾患

頰粘膜や舌にみられる異常のことで，**口内炎**，**白板症**，**舌痛症**，**舌苔**，**舌炎**，**線維腫**，**潰瘍**などがあり，体調の変動や悪性腫瘍（癌）のときにみられる．先天的な異常として**唇裂**や**口蓋裂**（図 4-21）などもある．

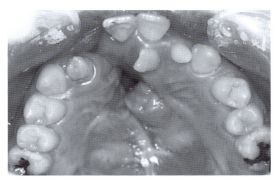

図 4-21　口蓋裂

8 顎骨および顔面の疾患

顎骨および顔面の疾患には，外力による顎骨骨折（図 4-22），腫瘍（良性，悪性），顔面神経麻痺などがある．

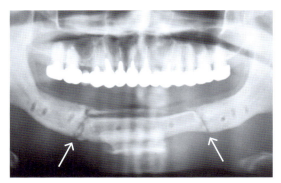

図 4-22　顎骨骨折（整復後）

9 歯の喪失に伴う周囲組織の変化

齲蝕，歯周病（歯周疾患）あるいは外傷などによって歯が失われると，**咀嚼障害**，**発音障害**，**感覚障害**，**顔貌の変化**などが生じるが，時間が経過すると周囲組織にも変化が及ぶ．

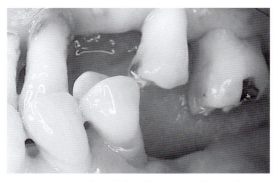 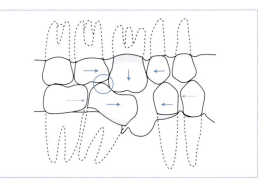

図 4-23, 24　歯の喪失に伴う周囲組織の変化

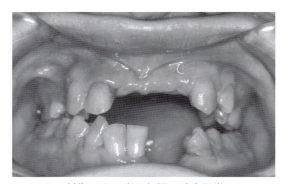

図 4-25　外傷による歯の欠損・咬合異常

1) 歯列の変化

　喪失した状態を放置すると，隣接する歯が欠損側に傾斜・移動し，接触点が失われる．また，対合する歯列では欠損部に向かって挺出し，歯列は正常な配列から乱れる．このような歯列の変化は，年齢，喪失後の放置時間，歯周組織の状態などによって異なる（図 4-23, 24）．

2) 齲蝕や歯周炎の発生

　隣在歯の傾斜・移動や対合歯の挺出が起こると，食物が歯間部に圧入されやすくなる．食物が圧入されると歯の隣接面に齲蝕が発生しやすい環境となり，また歯間部の歯肉にデンタルプラークが沈着し，歯肉炎，歯周炎が引き起こされやすくなる．

3) 咬合の変化

　歯の傾斜・移動・挺出によって咬合の接触部位に変化が生じると，歯の負担過重や咀嚼能率の低下が起こる（図 4-25）．また，異常な咬合接触は下顎の位置や運動に変化をきたし，その変化は咀嚼を司る筋肉や顎関節にまで影響を及ぼす．

4. 歯科疾患と周囲組織の変化

10 歯科疾患の現状

1）日本人の現在歯数と歯の寿命

（1）1人平均現在歯数

1人平均現在歯数は40代以上では40〜44歳で最も多く27.9本となっており，以降，年齢階級の増加に伴って現在歯数は漸次減少していく．特に65歳以降は急激に減少し，65〜69歳では23.8本，70〜74歳では21.0本，75〜79歳では18.1本となっている（図4-26）．

また経年的な変化をみれば，いずれの年齢階層においても最近になるほど残存歯数は増加し，80歳で20本以上の歯数を有する割合（8020）は50％を超えている（図4-27，p.98参照）．

（2）歯の平均寿命

1999年の歯科疾患実態調査によると，平均寿命が最も長い歯は，男性が下顎犬歯の66.7年，女性が下顎右側犬歯の66.2年となっている．平均寿命が最も短い歯は，

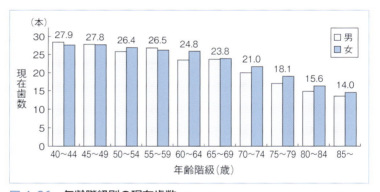

図4-26　年齢階級別の現在歯数
グラフの上の数値は男女を合わせた平均値を示す．
（2022年「歯科疾患実態調査」より）

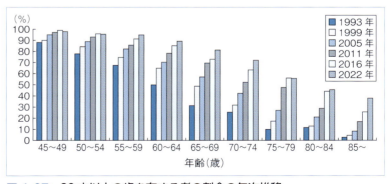

図4-27　20本以上の歯を有する者の割合の年次推移
（1993〜2022年「歯科疾患実態調査」より）

歯科技工管理学

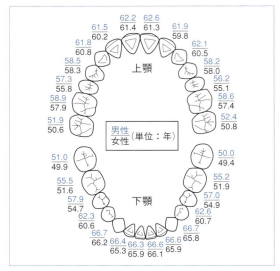

図 4-28　歯の平均寿命
歯の平均寿命については，2005年以降の歯科疾患実態調査ではデータが公表されていない．
（1999年「歯科疾患実態調査」より）

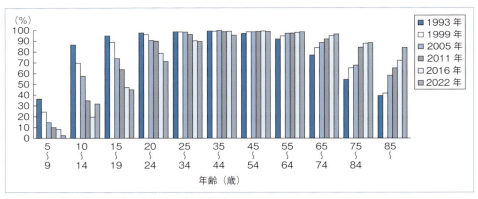

図 4-29　永久歯の齲蝕有病者率の年次推移

（1993～2022年「歯科疾患実態調査」より）

男性が下顎左側第二大臼歯で50.0年，女性も下顎左側第二大臼歯で49.4年である（図4-28）．

2）永久歯の齲蝕有病者率の変化

　齲蝕有病者率の年次推移は，30歳までの若い年齢層では減少傾向にあるが，45歳以上では増加傾向にある（図4-29）．25歳以上では有病者率は90～100%に近い．

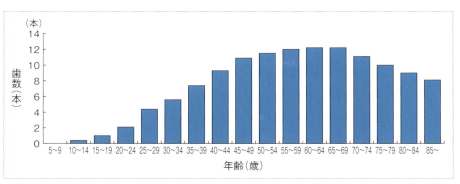

図 4-30　永久歯の 1 人平均処置（充塡，クラウン）歯数

(2022 年「歯科疾患実態調査」より)

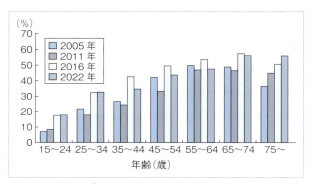

図 4-31　歯周ポケット（4 mm 以上）を有する者の割合の年次推移

(2005 〜 2022 年「歯科疾患実態調査」より)

3）齲蝕の処置状況（充塡，クラウン）

齲蝕の処置状況は 65 歳ごろまでは年齢が上がるほど処置完了歯数が増加し，40 歳以上では 1 人平均 10 歯を超えるが，高齢者では歯の喪失により処置完了歯数は減少する（図 4-30）．

4）歯周病（歯周疾患）の状態

4 mm 以上の歯周ポケットをもつ者の割合は高齢になるにつれて増加し，40 歳以上ではすべての年齢階級で 40％以上の割合を示している（図 4-31）．

プロービング（歯周ポケットの検査）後の歯肉出血を示す者の割合は，15 歳以上のすべての年齢階級で 30％を超え，40 〜 59 歳では 40％を超えている．

5）補綴装置の使用状況

図 4-32 は 45 歳以上で何らかの補綴装置（ブリッジ，有床義歯，インプラント）を使用している割合を示したもので，40 〜 60 代では少数歯欠損に適用するブリッジの割合が多いが，65 歳以上になると部分床義歯や全部床義歯の装着割合が多くなる．

歯科技工管理学

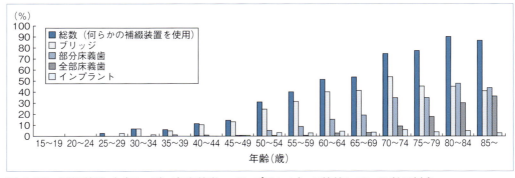

図 4-32 補綴装置（ブリッジ，有床義歯，インプラント）を装着している者の割合

（2022年「歯科疾患実態調査」より）

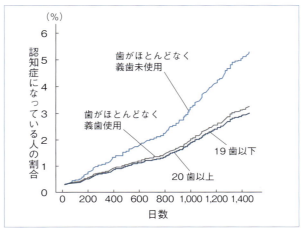

図 4-33 歯数および義歯使用状況と認知症発症との関係

(Yamamoto T. et al.: Association Between Self-Reported Dental Health Status and Onset of Dementia: A 4-Year Prospective Cohort Study of Older Japanese Adults from the Aichi Gerontological Evaluation Study (AGES) Project. *Psychosomatic Medicine*, 74(3): 241-248, 2012. をもとに作成.)

また，図 4-33 は，歯数・義歯使用と認知症発症との関係を示したものであるが，歯がほとんどなく，義歯を使用していない人は，20 本以上歯を有する人と比較して，認知症発生のリスクが高くなることを示している．

5 歯科臨床と歯科技工

到達目標

① 硬組織疾患の治療に適用する補綴装置の種類と特徴を列挙できる.
② 歯の欠損に適用する補綴装置の種類と特徴を列挙できる.
③ 口腔外科疾患の治療後に適用する装置の特徴を説明できる.

1 硬組織疾患と歯科技工

1) インレー

インレーは臼歯の部分的な修復に使用される**間接修復法**で, 使用する材料によりメタルインレー, セラミックインレー, レジンインレーなどとよばれる. 修復にあたっては, 歯に形成された窩洞を印象採得(型採り)して作業用模型をつくり, その模型上でインレー体を製作してから, 患者来院時に合着材や接着材で窩洞内に装着し, 処置を完了する(図5-1〜6).

わが国では, 金銀パラジウム合金によるインレーが健康保険による治療として採用されていることから, 諸外国と比較してメタルインレーの頻度が非常に高く, 金銀パラジウム合金のほかに20 K金合金も用いられる(図5-7). ちなみに日本以外の国では, アマルガムによる修復(図5-8)が一般的で, 最近ではコンポジットレジンによる修復も急速に普及している. 日本でも臼歯の修復に審美的な歯冠色を希望する人が増え, セラミックインレー(図5-9, 10), コンポジットレジンインレー(図5-11〜13), コンポジットレジンによる直接修復などの頻度が増えてきている(図5-14〜17).

2) クラウン

クラウンは「冠」ともいわれ, 歯冠部を補綴する修復物の総称である. 歯冠の一部を被覆する**部分被覆冠**, 全部を被覆する**全部被覆冠**, 根管に維持を求めて歯冠全体を修復する継続歯に分類される.

このうち全部被覆冠は, 多くは歯冠部の崩壊の著しい歯の修復に用いられ, 根管治療後に続いて行われるため, **支台築造**(図5-18〜21)を行ったうえで修復されることが多い. 臼歯部にも前歯部にも用いられ, 金属冠(鋳造冠, 図5-22, 23)の

歯科技工管理学

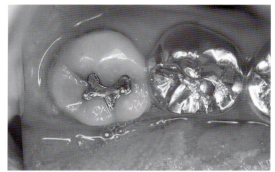

図5-1 治療前

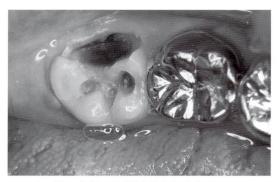

図5-2 歯の内部では齲蝕が大きく広がっていることが多い

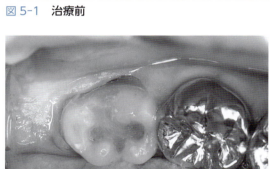

図5-3 齲蝕を取り除き，深いところを埋める

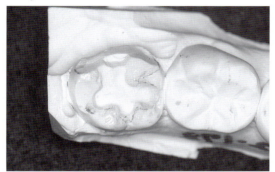

図5-4 印象採得を行い，石膏で作業用模型をつくる

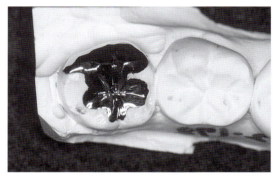

図5-5 作業用模型上でメタルインレーを製作

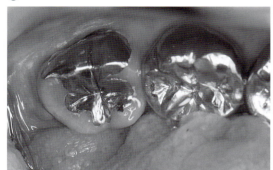

図5-6 インレーを装着したところ

ほか，唇側を陶材やレジンなどの歯冠色材料で前装した陶材焼付金属冠（陶材焼付鋳造冠）（図5-24〜26）やレジン前装冠がある．

最近ではレジンやセラミックスで強度に優れたものが開発されてきたため，金属を併用せずにクラウンを製作することも可能になってきた．これらは**オールセラミッククラウン**や**メタルフリークラウン**などとよばれる．

5. 歯科臨床と歯科技工

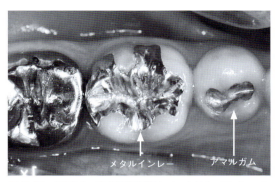

図 5-7　口腔内で長期間経過したメタルインレーとアマルガム修復

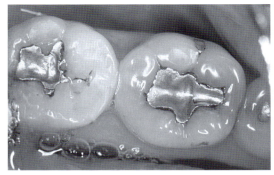

図 5-8　アマルガム修復と隣接面齲蝕のある臼歯

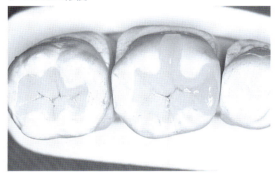

図 5-9　セラミックインレーを作業用模型上で製作

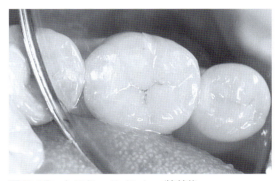

図 5-10　セラミックインレー装着後

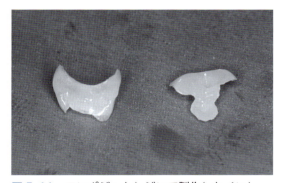

図 5-11　コンポジットレジンで製作したインレー

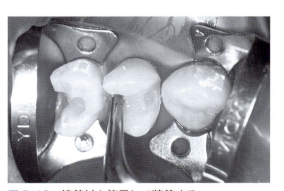

図 5-12　接着材を使用して装着する

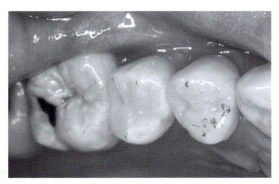

図 5-13　コンポジットレジンインレー装着後

歯科技工管理学

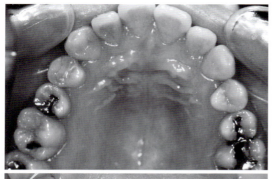
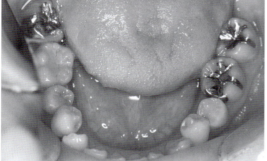

図 5-14, 15　金属材料で修復された口腔内

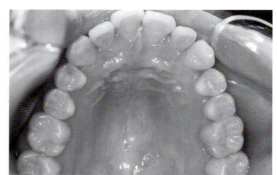
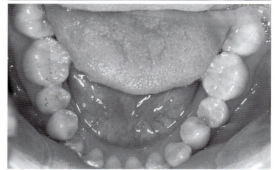

図 5-16, 17　セラミックインレーやレジン材料による再治療後の歯列（図 5-14, 15 と同一の患者）

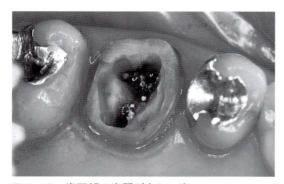

図 5-18　歯冠部の歯質が少ない歯

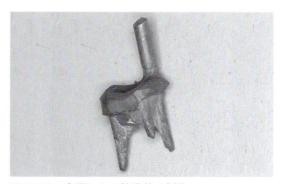

図 5-19　金属による築造体の製作

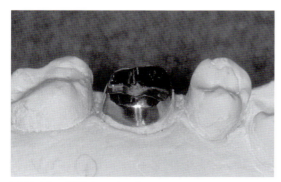

図 5-20　模型上のメタルコア

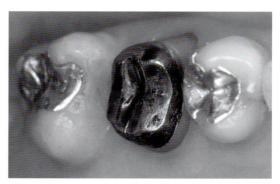

図 5-21　メタルコアの装着された歯

5. 歯科臨床と歯科技工

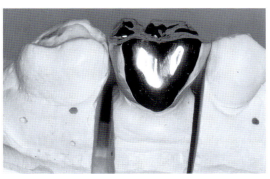

図 5-22　金属冠（鋳造冠）を製作

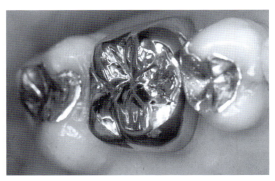

図 5-23　装着されたクラウン

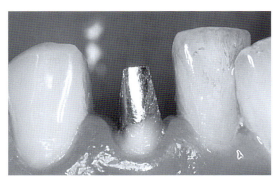

図 5-24　前歯部のメタルコア

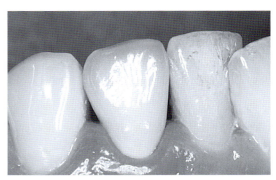

図 5-25　審美性が要求される場合には陶材焼付金属冠（陶材焼付鋳造冠）を装着する

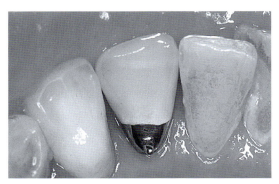

図 5-26　舌側とクラウンの内面は金属でできている

（図 5-18～26 は，東京医科歯科大学・三浦宏之先生のご厚意による）

歯科技工管理学

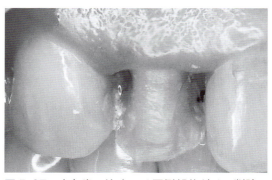

図5-27 変色歯の治療では唇側部分だけの削除で修復ができる

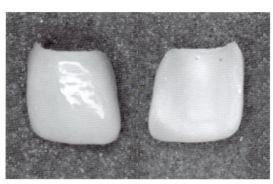

図5-28 ポーセレンラミネートベニア（左が表面，右が裏面）

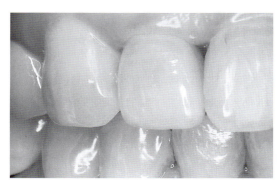

図5-29 接着後
（東京医科歯科大学・三浦宏之先生のご厚意による）

3）ラミネートベニア

ラミネートベニアは，特に前歯部から小臼歯部に対して行われる修復法で，薄い板状の修復物を唇側面に接着材（レジンセメント）で貼り付ける方法である．歯の色調や形態の改善に効果的であり，クラウンのように歯を大量に切削する必要がないため，急速に需要が高まっている（図5-27～29）．陶材や歯冠修復用レジンで製作されることが多く，直接法によるレジンベニアも臨床では採用されることがある．

4）漂　白

漂白（ホワイトニング，ブリーチング）は，歯を削らずに歯の色調改善を行う方法である．オフィスホワイトニングとホームホワイトニングとに大別できる．オフィスホワイトニングは歯科医院で歯に漂白剤を塗布して漂白する方法，ホームホワイトニングはオフィスホワイトニングより安全性の高い低濃度の漂白剤（過酸化尿素が主成分）を，個人の歯列に合わせて製作したカスタムトレー内部に注入し，家庭で装着して漂白する方法である（図5-30～33）．後者のほうが手軽であり，2週間ほどで効果が得られるためより広く普及しているが，両者を併用することもある．

5. 歯科臨床と歯科技工

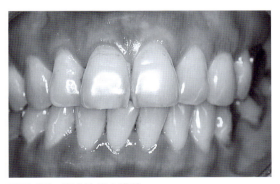
図 5-30　漂白治療の術前

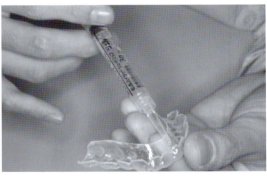
図 5-31　作業用模型上で製作したカスタムトレー内に漂白剤を注入する

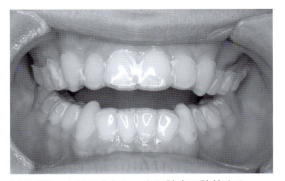
図 5-32　カスタムトレーを口腔内に装着する

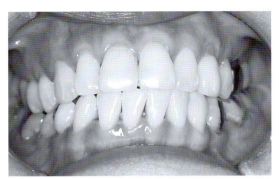
図 5-33　漂白治療開始から 2 週間後

2 歯の欠損と歯科技工

1）ブリッジ

　　ブリッジは日本語に直すと「橋」であるが，歯学においては 1 歯または比較的少数歯の欠損（図 5-34）に対し，残存歯を支えとして装着する補綴装置のことを意味する．

　残存する歯は橋脚に相当するもので，**支台歯**という．支台歯には通常，クラウンが装着されて装置を支えており，この部分はブリッジの内部においては支台装置とよばれる．

　欠損している部分は，橋の本体，すなわち橋体にあたる部分で，この部分は人工の歯で補綴される．この人工歯をブリッジの**ポンティック（架工歯）**という（図 5-35，36）．支台装置とポンティックをつなぐ部分を連結部とよび，連結方法の違いにより，固定性ブリッジ，半固定性ブリッジ，可撤性ブリッジに分類される．

　ブリッジは形態を天然歯列に近くすることができるため，審美性の回復に適しており，また，咬合圧を歯根膜で負担するため，天然歯に近い咀嚼機能と感覚を回復できる．

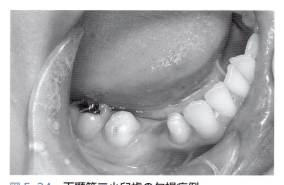
図 5-34 下顎第二小臼歯の欠損症例
隣接する第一小臼歯と第一大臼歯には支台歯形成がなされている．

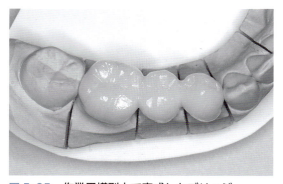
図 5-35 作業用模型上で完成したブリッジ
欠損部の人工歯（第二小臼歯）のことをポンティックという．

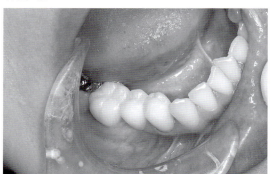
図 5-36 口腔内に装着されたブリッジ
固定性であり，天然歯に近い形態，機能を再現しやすい．

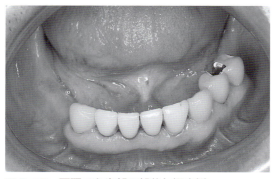
図 5-37 下顎の臼歯部の部分欠損症例
左側小臼歯にレストとよぶ義歯の構成要素がのるへこみ（レストシート）が形成されている．

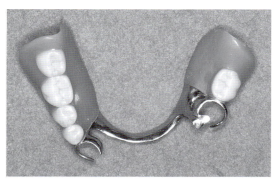
図 5-38 下顎の部分床義歯
左側第二小臼歯と右側犬歯にクラスプがかかる構造となっている．舌側には鋳造バーが設定されている．

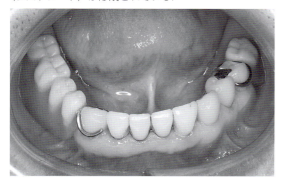
図 5-39 口腔内に装着された部分床義歯
支台歯にクラスプやレストが収まり，人工歯により歯列弓が回復された．

2）部分床義歯

歯列内の部分的な歯の喪失，すなわち口腔内に歯冠形態をもつ歯が残存している症例（図 5-37）に対して製作される取り外しができる有床の義歯を**部分床義歯**（**局部床義歯**）とよぶ．歯列内の1歯欠損から1歯残存まで適応範囲は広い．部分床義歯では維持のために残存歯にかけられるクラスプや欠損部を連結するバーなどさまざまな

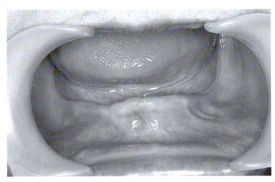

図 5-40　上下顎無歯顎症例

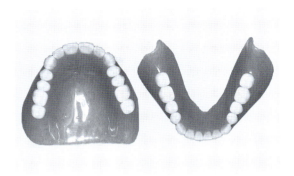

図 5-41　上下顎の全部床義歯

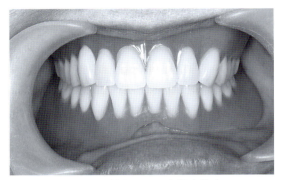

図 5-42　口腔内に装着された全部床義歯

金属部品が組み込まれる（図 5-38, 39）．

なお，「取り外しができること」と「可撤性」は同義であり，可撤性部分床義歯のことを単に部分床義歯とよぶことが多い．

3）全部床義歯

無歯顎に装着される義歯を**全部床義歯**（**総義歯**）という（図 5-40 〜 42）．全部床義歯は粘膜と義歯床との間に唾液を介して，その吸着力で維持され，咬合圧は粘膜によって負担される．

構造，機能的にはいくつかの例外もあり，たとえば，歯が残っているが歯冠部が崩壊し，いわゆる「残根状態」となっている歯に対しては，根面板という平坦な補綴装置（図 5-43）を装着してその上を被覆するように全部床義歯を装着することがある（図 5-44, 45）．このような装置は全部床型の**オーバーデンチャー**とよばれ，図 5-43 の症例では歯は残っていても，義歯の構造上は全部床義歯ということになる．

4）インプラント義歯

インプラントとは，生体の欠損した部位に対し，生体を移植するか材料を埋入することであり，その技術または施術後の構造物のことをさす．口腔インプラントとは，

歯科技工管理学

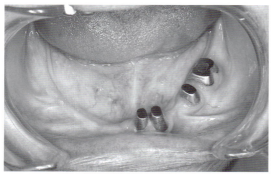

図 5-43　下顎左側に根面板が装着された症例
根面板には磁性アタッチメントのキーパーが設置されている．

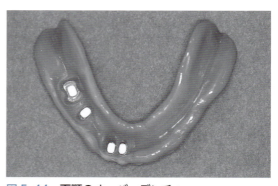

図 5-44　下顎のオーバーデンチャー
義歯内面には磁性アタッチメントが装着されている．磁力による維持力が期待できる．

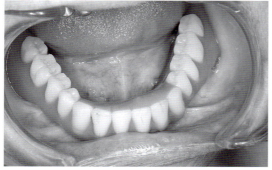

図 5-45　口腔内に装着されたオーバーデンチャー
義歯の構造は全部床義歯と同じ．

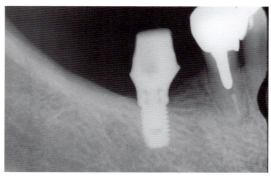

図 5-46　下顎第一大臼歯部に植立されたインプラントのエックス線写真

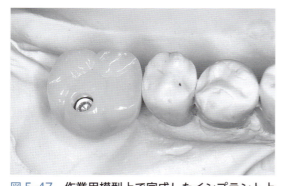

図 5-47　作業用模型上で完成したインプラント上部構造
スクリュー固定用の穴がある．

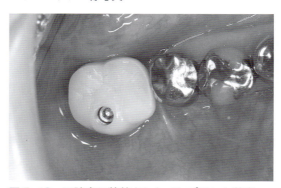

図 5-48　口腔内に装着されたインプラント義歯

　　歯が欠損した後で欠損部に人工歯根を埋入することである（図 5-46）．埋め込まれた人工歯根をインプラント体，口腔内に露出する支台歯に相当する部分をアバットメント，アバットメントを被覆してほかの欠損部までを補綴する構造物を上部構造という（図 5-47, 48）．

5. 歯科臨床と歯科技工

3 歯周病（歯周疾患）と歯科技工

1）固定（スプリント）

慢性歯周炎は歯周病（歯周疾患）の1つであり，歯周組織である歯肉，歯根膜，歯槽骨，セメント質に発赤，腫脹，疼痛，熱感，機能障害などを生じ，その結果歯周ポケットの形成，歯の動揺などが観察されるようになる．動揺が大きいと咀嚼などの口腔機能に直接影響を及ぼすため，治療の一環として2歯以上の歯を連結固定することがある．固定によって個々の歯の動揺を軽減し，歯周組織の安定化をはかり，歯の移動を防ぐことができる．

固定の一方法として，接着材を用いて歯の隣接面を接着する手法がある（図5-49，50）．この処置は口腔内で行われるため，技工操作を必要としない．しかし，接着材の主成分であるアクリルレジンは曲げ応力に対する抵抗性が低く，動揺歯の固定においては破折，剝離しやすいという欠点がある．したがって，接着材による固定は必ずしも永久的なものとはみなされておらず，**暫間固定**という範疇に分類されている．

一方，金属鋳造体を歯面に接着して可及的長期間固定を行う方法がある．こちらは**永久固定**とよばれ，長期間使用する固定装置という意味合いが強い．歯周病（歯周疾患）における動揺歯固定だけでなく，矯正処置終了後の**保定装置**としても用いられる（図5-51，52）．**保定**とは，矯正処置によって移動した歯が元の位置に戻らないように固定しておく処置のことである．

2）ナイトガード

咬合治療に用いられる装置の1つに**バイトプレーン**があるが，**ナイトガード**は文字どおり夜間に使用するバイトプレーンの一種である（図5-53，54）．ブラキシズム（グラインディング，クレンチング，タッピング）の治療，咬合性外傷の増悪防止，

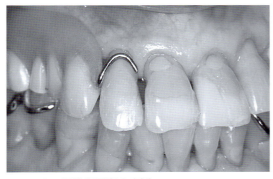

図5-49　慢性歯周炎の症例
歯肉が退縮し，歯間部に空隙がある．上顎側切歯は可撤性義歯の支台歯で，動揺も顕著である．

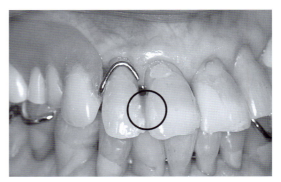

図5-50　中切歯と側切歯を接着材（4-META/MMA-TBBレジン）で固定して動揺を軽減した

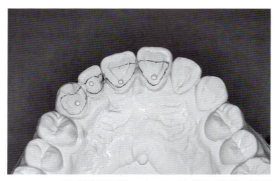
図 5-51 固定装置製作のための作業用模型と装置の外形線

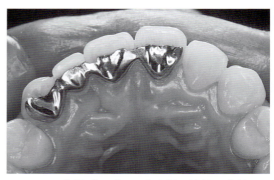
図 5-52 金銀パラジウム合金製の連結固定装置を接着材（4-META/MMA-TBB レジン）で装着した状態

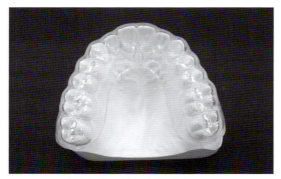
図 5-53 ナイトガードの咬合面観

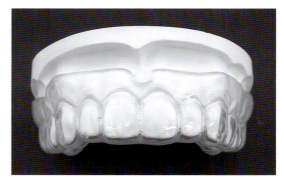
図 5-54 ナイトガードの唇側面観

咬耗の進行抑制，歯冠修復物の破折防止，顎関節疾患の治療，保定などに使用される．夜間にレジンのプレートを口腔内に装着するため加療上の注意が必要であるが，技工操作は複雑ではない．日本語のナイトガード（night guard）は米国では occlusal device と表記される．

4 歯列不正と歯科技工

歯科矯正は歯列不正に対する処置であり，種々の装置が用いられる．若年者に対する矯正処置では顎骨の成長を利用して歯列が整えられるが，一方では成人に対する処置も行われる．ワイヤーの屈曲と結紮は診療室で行われることが多いが，ろう付け，溶接，鋳造などを含む矯正装置製作は歯科技工所での作業となる．

1）矯正装置

矯正装置は歯を移動し，歯列を整えることを目的として装着される装置であり，固定式装置は金属線と固定源で構成されるものが多い（図 5-55 〜 57）．レジンを含む可撤式装置は**床矯正装置**とよばれる（図 5-58）．

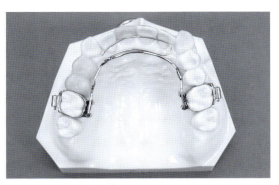

図 5-55 舌側弧線装置

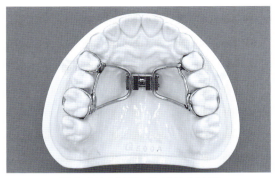

図 5-56 固定式拡大装置（急速拡大装置）

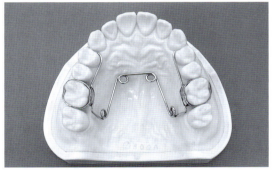

図 5-57 固定式拡大装置（緩徐拡大装置，クオドヘリックス拡大装置）

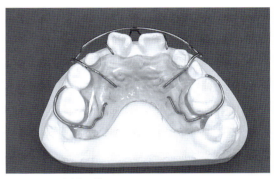

図 5-58 床矯正装置

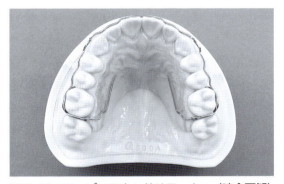

図 5-59 ラップアラウンドリテーナー（咬合面観）

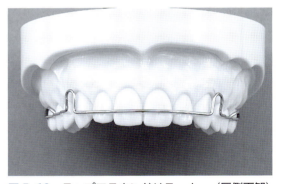

図 5-60 ラップアラウンドリテーナー（唇側面観）

2）保定装置

　　矯正処置により歯の移動を行うと，歯が元の位置に戻ろうとする傾向にある．この後戻りを防ぐために，歯を移動した位置に保持する装置を**保定装置**という（図5-59，60）．

3）咬合誘導装置

　　乳歯列から永久歯列への移行期に，健全な永久歯の咬合の成立を目的として装着さ

歯科技工管理学

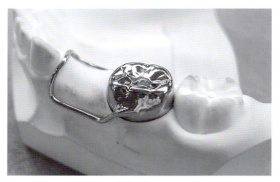

図 5-61　保隙装置（クラウンループ）

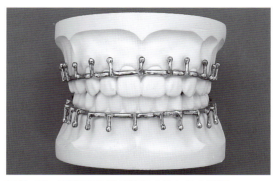

図 5-62　下顎骨骨折を整復するための副子
上下顎を結紮線で固定する．

れる装置が**咬合誘導装置**である．代表的な装置として，第一乳臼歯の早期喪失症例で第一小臼歯の萌出余地を保つための**保隙装置**がある（図 5-61）．

5　口腔外科疾患と歯科技工

1）シーネ（副子）

　手足を骨折した患者は折れた骨が修復されるまでの間，石膏（ギプス，gypsum）製の固形物で外形を固定され，安静を保つ．本稿でいう**副子（シーネ）**は顎骨が骨折した際，骨が修復されるまでの間，口腔内外で使用される整復，固定のための装置をさす．歯，歯槽突起を固定源とする場合は線副子，床副子などが用いられ，それ以外の場合は内副子が使用される（図 5-62）．

2）顎顔面補綴装置

　上顎骨，下顎骨および周囲組織は何らかの原因によって欠損を生じることがある．原因疾患としては腫瘍，外傷，炎症，先天性欠損などが挙げられる．欠損部位に対して人工物を適用すると形態と機能をある程度回復することができる．顎，口腔，顔面の欠損を補綴する装置は一般の義歯と比較して構造および製作法が複雑である．このような装置は**顎顔面補綴装置**とよばれるが，補綴部位によっては**顎補綴装置**，**顔面補綴装置**などと限定的に使用されることもある．顎の穿孔部を塞ぐ人工物のことを**栓塞子**（または栓子，obturator）と称する（図 15-63～65）．

6　顎関節症と歯科技工

1）オクルーザルスプリント

　顎関節症は顎関節に起こる病変の1つで，顎関節や咀嚼筋の疼痛，関節部の雑音，開口障害，下顎運動の障害などを主症状とする．症状が慢性的であることが特徴であるが，これらの症状が継続すると，摂食，発音，嚥下などの機能に影響し，患者の苦痛も大きい．したがって，早期の診察および検査と，適切な治療が必要である．

5. 歯科臨床と歯科技工

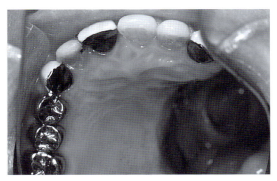

図 5-63　悪性腫瘍摘出後，上顎左側に欠損を生じた症例

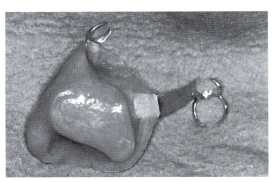

図 5-64　栓塞子を付与した顎補綴装置（顎義歯）

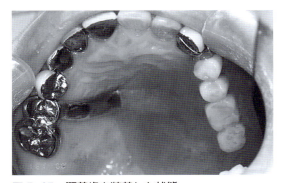

図 5-65　顎義歯を装着した状態

（図 5-63 ～ 65 は，Tanoue N, Mori S, Matsumura H. Augmentation prosthesis fabricated with the use of a soft denture reliner as a functional impression material: A clinical report. *Int Chin J Dent* 3: 31-35, 2003. より）

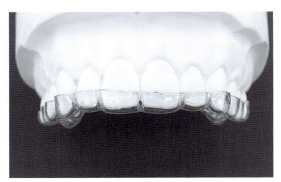

図 5-66　オクルーザルスプリント

顎関節症治療の**オクルーザルスプリント**は歯列の咬合面を被覆し，症状の軽減および咬合状態の改善を目的とする（図 5-66）．

7　スポーツ歯科と歯科技工

1）マウスガード

　ボクシング，アイスホッケー，ラグビー，その他の格闘技などはコンタクトスポーツとよばれ，選手どうし，あるいは競技用具と身体が激突する可能性がある競技である．顎口腔系を衝撃から守るために装着される防具が**マウスガード**である．

　マウスガードは既製型，口腔内成形型，カスタムメイド型の 3 種に大別される．既製型の材質はエチレンかエチレンを含むオレフィン系高分子が多い．口腔内成形型は 2 層構造のものが多く，塩化ビニル，メタクリル酸エチル，酢酸ビニルなどの共重合体である．カスタムメイド型の素材は上記に加えて，シリコーン，ウレタンなどのラバーを含むことがある．カスタムメイド型は別名オーダーメイド型ともよばれ，歯科技工所で製作される（図 5-67，68）．

　マウスガードはその衝撃吸収という所要性質からみて，歯や組織に接触する部分は

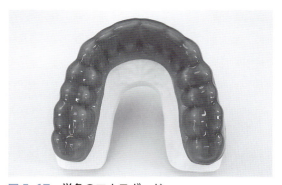

図 5-67　単色のマウスガード
辺縁部は口腔前庭まで延長されている．

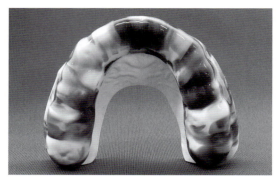

図 5-68　マーブルカラーのマウスガード
内面は歯列への着脱と衝撃吸収を目的として，弾性のある材料を使用する．

ゴムのように弾力があり，骨格となる部位は一定の強度を持つ構造であることが必要と考えられている．

8　歯科技工のデジタル化

　従来から歯科技工は人の手によって行われてきた．金属材料はワックスパターン形成，埋没，鋳造，レジン系材料はペーストの築盛，重合，そしてセラミック系材料は陶材泥の築盛，焼成というプロセスを経て修復物が製作されてきた（図 5-69）．これらの過程はすべて人の手，すなわちアナログ的な作業である．近年デジタル化が進み，歯科技工においても **CAD/CAM テクノロジー**（computer aided design/computer aided manufacture）の導入によって機械化が進んできた．CAD/CAM テクノロジーでは，口腔内あるいは作業用模型の情報をスキャニングし，3次元画像データから修復物の設計を行い，構築された修復物のデータファイルを加工装置を制御するソフトに送信することによって材料の選択や加工プログラムを行い，切削加工または付加造形によって最終的な修復物を完成するシステムである（図 5-70）．CAD/CAM テクノロジーを利用することによって，均質で安定的な材料供給ができること，製作工程の簡素化，製作時間の短縮，修復物設計データの伝達と保存が可能であること，歯科技工の環境改善になることなど多くの利点があり，世界的にも CAD/CAM テクノロジーの応用が進められている．

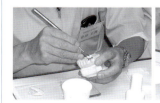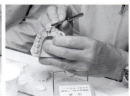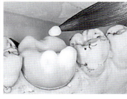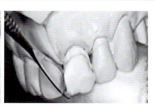

図 5-69　アナログ歯科技工
手作業による陶材築盛の様子．

5. 歯科臨床と歯科技工

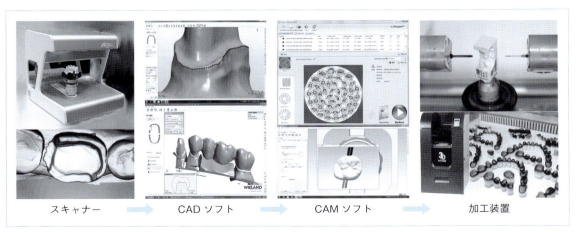

スキャナー　→　CAD ソフト　→　CAM ソフト　→　加工装置

図 5-70　デジタル歯科技工
CAD/CAM によるクラウン製作の流れ.

9 歯科法医学と歯科技工

　法学および医歯学の領域を扱う学問としては法医学，**歯科法医学**，法医歯科学，法歯学，社会歯科学などがある．歯科技工学が法医学と関連する事項としては，①補綴装置あるいは歯科技工指示書をもとにした製作者の特定，②補綴装置への**刻印（マーキング）**による個人識別，③福祉施設および病院における義歯取り違え防止のための刻印などがある．

　大規模災害時における個人識別には歯，歯列，修復物および補綴装置がきわめて重要な資料となる．これは歯の主成分であるハイドロキシアパタイト，あるいは金属，セラミックスなどの歯科材料がヒトの軟組織に比して原型を保つ可能性が高いためである．加えて，歯列と歯科治療の痕跡は2人として同じパターンがないことから，個人識別において重要な資料となる．

　有床義歯は比較的大型であるため，義歯製作者または患者個人に関係ある情報を文字，記号あるいはマークなどで刻印することができる．一例として日本では，関東地区歯科技工士会連合会と警視庁刑事部鑑識課の連名により，「補綴装置に都道府県番号を刻印してください」とのお願いが歯科関係者に対して出されたことがある（表5-1）．これは，都道府県を2桁のコード番号で表示するもので，北海道の01から沖縄の47までを網羅している．数字2桁で表示する日本の都道府県番号の刻印が国際的に認知されることは困難であるが，国内の個人識別においては一定の効力を発揮する（図5-71〜73）．国際的に通用する番号として，電話の国番号を刻印する試みもある（図5-74）．図の例では国と県番号を併記している．刻印する内容と方法は個人情報とも関連し，今後も引き続き検討されるものと思われる．

　一方，多数の高齢者が共同生活を行う福祉施設などにおいては義歯の置き忘れ，紛

69

表 5-1　日本における補綴物刻印に推奨される都道府県コード番号

都道府県名	コード	都道府県名	コード	都道府県名	コード
北海道	01	石川	17	岡山	33
青森	02	福井	18	広島	34
岩手	03	山梨	19	山口	35
宮城	04	長野	20	徳島	36
秋田	05	岐阜	21	香川	37
山形	06	静岡	22	愛媛	38
福島	07	愛知	23	高知	39
茨城	08	三重	24	福岡	40
栃木	09	滋賀	25	佐賀	41
群馬	10	京都	26	長崎	42
埼玉	11	大阪	27	熊本	43
千葉	12	兵庫	28	大分	44
東京	13	奈良	29	宮崎	45
神奈川	14	和歌山	30	鹿児島	46
新潟	15	鳥取	31	沖縄	47
富山	16	島根	32		

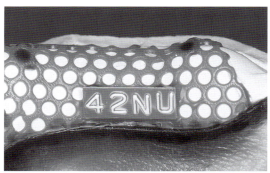

図 5-71　義歯刻印の原型として，立体文字が刻印できるエンボステープ（ダイモ）を使用
（Matsumura H, Shimoe S. Incorporation of a cast, embossed identification plate into a partial denture framework. *J Prosthet Dent* 88: 215-217, 2002.）

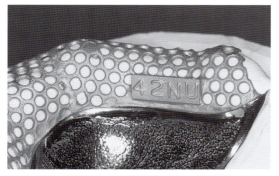

図 5-72　鋳造体として再現された立体文字
数字 42 は県番号，文字 NU は大学の略号を示す．

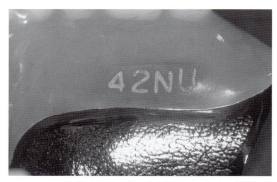

図 5-73　義歯床用レジンを透過して文字が観察でき，火災などでレジンが消失しても文字が残る

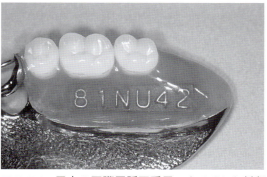

図 5-74　日本の国際電話国番号である 81 を刻印した義歯

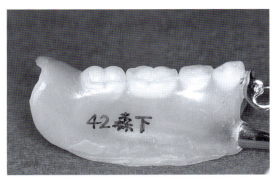

図 5-75 義歯床用レジンへの刻印
まず，フエルトペンで文字を記載する．

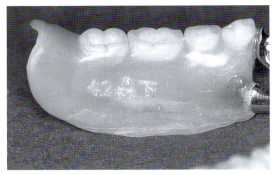

図 5-76 文字の部分をラウンドバーで削合

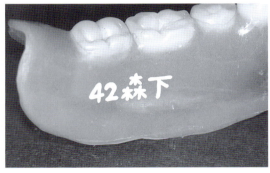

図 5-77 義歯床とは異なる色の即時重合レジンで削合部を充塡して研磨
(図 5-75 ～ 77 は，下江宰司，松村英雄：アクリル系オペークレジンを用いた義歯刻印法．日歯技工誌，22：227 ～ 229, 2001. より)

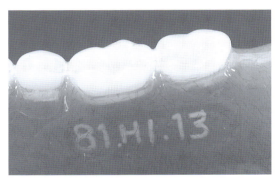

図 5-78 市販のアクリルレジン製ネームプレートを包埋した下顎義歯

失，取り違えなどが起きる頻度が高く，これを防止するための対策が必要となる．図 5-75 ～ 77 は義歯床用レジンに対して異なる色の即時重合レジンで文字を刻印する方法である．この種の刻印は他人がみて明瞭であることが必要で，通常は外観に触れないが，義歯を外した際には目立つ位置に刻印が施される．

　義歯床用レジンと同じ材質のアクリルレジンブロックも市販されており，ブロックに文字を刻印し，義歯床用レジンに包埋することもできる（図 5-78）．

　義歯刻印は「療養の給付と直接関係ないサービス等の取扱いについて」の一部改正（保医発 0624 第 2 号，平成 28 年 6 月 24 日，厚生労働省，令和 6 年 3 月 21 日一部改正）に伴い，サービス等の（5）その他「有床義歯等の名入れ（刻印・プレートの挿入等）」に位置づけられている．

義歯刻印について―身元不明者をなくすために―

日本大学名誉教授（法医学）　小室歳信

1931年，オーストリアのWeissensteinが，補綴装置への刻印を生者と死者の身元確認に応用することを提唱した．国名，都市名および製作者番号を記号化して刻印することから，「義歯刻印法」と名づけられた．近年，わが国においては半数を超える都道府県で，歯科医師会と歯科技工士会によるボランティア活動として義歯に氏名などの刻印が行われており，この方法によって身元が確認され解決される事案が散見されている．

●事案1[1]

河川で発見された身元不明死体の口腔内から「日大」が刻印された上顎部分床義歯が発見された．性別，推定年齢，欠損部位および維持装置などを要因として歯科病院に保存された歯科技工指示書を検索した後，該当者の歯科診療情報を抽出した．死後と生前のデンタルチャートおよびエックス線所見をもとに異同識別を行ったところ，同一人であることが判明した．義歯刻印は，診療情報を保存している医療機関を速やかに見つけ出すことができる優れものである．

●事案2[2]

一般住宅で火災が発生し，家人2人が行方不明になった．鎮火後，2体の焼死体が発見された．ともに焼損が著しく，1人は歯科所見から身元が判明したものの，もう1人は全部床義歯が装着されていたにもかかわらず身元の特定には至らなかった．その後，上顎総義歯右側臼歯部の研磨面に和号年月日と「A」の刻印が発見された．その県においては警察歯科医会と県警察本部との間で，補綴装置には装着日と管轄警察署の略号を刻印する旨の申し合わせがなされていたことから，A警察署管内の警察歯科医に照会したところ，偶然にも同歯科診療所で装着された義歯と判明し，身元が確認された．

●警察行政への協力

日本大学歯学部付属歯科病院では，警視庁の要請を受け，2004年4月から補綴装置に刻印を行っている．義歯ではロゴマークを型取りしたレジン片（「日大」）を餅状レジン塡入時に圧入して製作し，クラウンやブリッジではバーで削り込み，硬質レジン用ステインを塗布して製作している[3]．各歯科診療所・歯科技工所においては，都道府県番号を刻印するだけでも，有事の際には捜索範囲を狭めることができ，有用である．

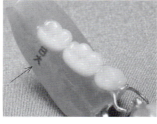
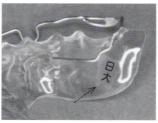
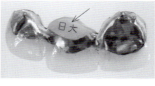

（元日本大学歯学部付属歯科病院技工室・前田和孝氏のご厚意による）

■参考文献
1) 伊澤　光ほか：義歯刻印が発端となった身元不明死体の歯からの身元確認．法医学の実際と研究，59：65～71，2016．
2) 大谷真紀ほか：義歯の刻印により身元が判明した高度焼損死体の一例．法医学の実際と研究，47：169～172，2004．
3) 小笠原　明ほか：補綴物に製造物責任とトレーサビリティーを付加するロゴマーク―日本大学歯学部付属歯科病院の取り組み―．日歯技工誌，25：212～216，2004．

6 歯科技工の管理と運営

到達目標

① 歯科技工を行うのに適切な作業環境を説明できる.
② 歯科補綴装置等の品質管理と品質保証を説明できる.
③ 歯科補綴装置等のトレーサビリティを説明できる.
④ 歯科技工作業における感染防止を説明できる.

1 歯科技工の作業環境

　　歯科技工を行う場所は，歯科技工所のほか，歯科診療所または歯科技工士養成施設内の技工（実習）室である．そこでの作業は必然的に椅坐位作業が多くなり，時間とともに作業能率や疲労に大きな影響を与えることになるので，歯科技工士は常に作業姿勢に注意する必要がある．また，歯科技工所周囲の物理的環境（温熱，照明，湿度，電磁波，音，振動，風，気圧）や化学的環境（ガス，蒸気，粉塵，酸素，炭酸ガス），および生物的環境（細菌，ウイルス，微生物）などの諸因子すべてが歯科技工士自らの環境として取り上げられることになるので，常に歯科技工所（実習室）の作業環境の改善に努め，安全と健康を守るように心がけなければならない.

1）人間工学と作業動作

　　作業動作を能率的に行うためには，人間工学的に考えられた**作業環境**システムを利用することが最も望ましい．使用する人に作業環境を合わせてあり，「人に優しい」ということに重点が置かれているからである.

　　技工作業では，座って行う椅坐位作業と立位作業があるが，圧倒的に椅坐位作業が多い．したがって，椅坐位での作業が長時間続いても疲れが少なく能率が落ちないようにし，また立位作業に移るときにスムーズに移れるように工夫する必要がある．具体的には，椅子の高さは座っている人の足の裏が浮き上がらずに，しかも上肢が椅子の上面と平行になるような高さであること，背もたれは第三〜四腰椎の位置で当たるようにすること，水平回転式で左右前後に移動できるものであること，クッションはある程度硬いものであることが，椅坐位作業にはよいといわれている（図 6-1）.

　　技工机は，作業する人の目との間隔が 30 〜 40 cm くらいになるような高さとし，幅は作業する人が肘を張ったくらいの広さ，奥行きは手を伸ばしたくらいの長さ（約

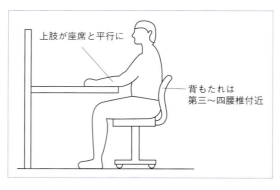

図 6-1　椅坐位での椅子・机の高さ

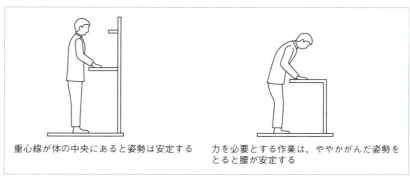

図 6-2　立位作業での作業台の高さと姿勢

50 cm）が最低必要である．

　一方，立位での動作も無理のない姿勢で行うことができるように，作業台の高さや器具・器械・器材の配置を考える必要がある（図 6-2）．

　作業姿勢が不合理であったり無駄な動作が多いと，エネルギーの消費量が増加し，疲労をいっそう大きくするので，椅坐位や立位での作業姿勢，人と器材の位置関係は特に重視しなければならない．

　技工作業での椅坐位，立位作業に使用される作業台の高さ（平均）を表 6-1 に示す．

2）歯科技工所の配置と面積

　歯科技工所の配置は技工作業の流れを十分考慮して行う必要があり，快適な作業環境が高度な補綴装置を製作する際の基本となる．

　面積については，**労働安全衛生規則**において，作業室に必要な最低面積が気積（床面積 × 床面から 4 m 以下の天井までの高さの空間）で示されており，設備などが占める容積を引いた広さが労働者 1 人あたり 10 m^3 以上あることが基本とされている．歯科技工所の場合は，作業内容，設備などを考えると最低 25 m^3 の気積が必要で，2 人以上が作業する場合には 1 人につき 10 m^3 の気積を追加した広さが最低基準となる．

　また，歯科技工士法施行規則第 13 条の 2 に規定される歯科技工所の**構造設備基準**

6. 歯科技工の管理と運営

表6-1 作業台の平均的な高さ

・技工机（標準）	
体形の大きい人	85〜88
体形の小さい人	74〜80
・事務机	70
・会議用机	71
・鋳造コーナー	
鋳造機設置台	78
・作業台コーナー	
模型作業台	
バイブレーター	88〜90
モデルトリマー	
リングファーネス	
・レーズコーナー	100

（単位：cm）

では，「安全上および防災上支障がないよう機器を配置でき，かつ，10 m^2 以上の面積を有すること」とされている（p.168 参照）.

3）歯科技工所の採光と照明

技工作業では適当な明るさと十分な照明により眼の疲労をできるだけ少なくし，作業能率の改善に努めなければならない．したがって，昼光照明，自然照明といわれる太陽からの散乱光だけ（**採光**）で不十分な場合は，人工光源である人工照明によって室内を適切な明るさに保つ必要がある．ここで注意を要するのは，採光では太陽の位置，窓の位置などの条件によって室内の照度が左右されるということ，また，人工照明では，明るさが不十分だったり，輝度がきつかったり，色の変化などに問題があるということである．

技工作業は視作業の連続であり，しかも製作する補綴装置は小さいので，精密で正確なものを製作するためには採光と照明に常に気をつけなければならない．

4）歯科技工所の換気

室内の換気の方法として，窓やその他の出入口の開放による自然換気がある．しかし，この方法では開口部の面積が床面積の約 1/20 以上必要といわれている．そこで，出入口などの開放によらない換気の方法として，換気筒，排気筒，換気扇または機械換気による人工換気や空気調整などにより，温度，湿度，空気汚染を少なくすることができる．

技工作業で取り扱う材料は多岐にわたり，その加工時には各種の粉塵が発生し，空気を汚染するといわれている（図6-3，4）．また，火気を使う材料では，加工時には一酸化炭素ガスが発生し，酸処理時には蒸気が発生して空気中の汚染源となる．

歯科技工管理学

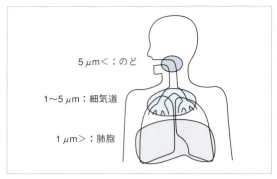

図 6-3 吸入性粉塵の沈着部位
粉塵は粒子径によって体内での沈着部位が異なる．超硬質石膏，陶材などの切削粉塵は，90％近くが吸入性粉塵である．
（木本吉昭ほか：歯科技工室内で発生する粉塵．歯科技工，21(1)：65〜72，1993．）

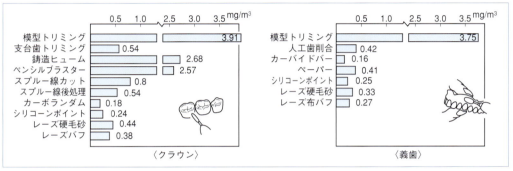

図 6-4 クラウンおよび義歯製作時に発生する粉塵濃度
（木本吉昭ほか：歯科技工の環境（12）．日歯技工誌，9(1)：89〜93，1988．）

　このなかで特に問題となるのが粉塵で，粒子の小さいものが問題となる．微細な粉塵ほど空気中に浮遊する時間が長く，拡散されやすいからである．粉塵の大きさが5μm以上のものは，時間経過とともに鼻道や咽頭でとらえられて排出されるが，5μm未満のものは気管や肺胞にまで達し，沈着する．その結果，呼吸器官を刺激したり，障害の原因となる．

　技工作業中に発生する臭気，ガス，熱，粉塵などに対しては，強制的な人工換気（空気調整装置，空気浄化装置，強制排気装置，酸処理ドラフト装置）などの設備を備えたり，自己の責任において防塵マスク，防塵眼鏡などを常に身につける必要がある．日頃から，個々の作業者が歯科技工所の環境に注意を払い，快適な環境で作業できるように努力しなければならない．

5) 歯科技工所の騒音

　騒音とは，会話，通話，講義，仕事中などに聴く人に不快感を与え，生理的，精神的な影響を及ぼす音を総称したものである．技工作業中の騒音として比較的激しいものは少ないが，技工作業は集中力のいる作業が継続することが多く，静かで快適な防音対策を講じる必要がある．

6) 環境汚染対策

人の集中や生産活動により，排出されるいろいろな物が処理しきれなくなると，大気中または河川などに出て環境に負担をかけ，人の健康や生活に被害を与えることがある．このように人の活動によって環境が悪化し，広範囲に被害を与えることを「公害」とよんでいる．公害を防止し，人の健康や生活を守るための基本的な事項を定めた法律として「環境基本法」がある．

この法律では公害の範囲が定められている．すなわち，公害とは，「事業活動その他の人の活動に伴って生じる相当範囲にわたる，大気の汚染，水質の汚濁，土壌の汚染，騒音，振動，地盤の沈下および悪臭によって，人の健康または生活環境に係る被害が生じることをいう」と定義されている．

歯科技工所から出る環境汚染の原因としては，悪臭を伴う有害ガスと煙，研削による金属粉塵，酸の廃液や石膏・埋没材などの排出物，さらには騒音などが考えられる．このような汚染対策として，吸塵装置や消臭消煙装置の設置を義務づけ，また石膏などは産業廃棄物として一般廃棄物と区分して適正に処理し，よりよい環境をつくるように努めなければならない．

近年では，**アスベスト**（石綿）による健康および環境問題の実態が次々に明らかになってきており，歯科技工界にも少なからず影響を及ぼしている．しかし，一部の古い機械に使われていたり，鋳造室の一部建物部分に使用されていたことがあるものの，新しい製品や建物には使用されていないのが現状である．

2 歯科技工業務の運営

歯科技工は，高度な知識と技術をもって患者の補綴物の製作，加工，修理などを行う歯科医療行為の一つであり，歯科医師および歯科技工士のみが携わることのできる業務である．したがって，良質な補綴物を提供するための歯科技工を運営するにあたっては，以下のことについて遵守しなければならない．

①歯科技工の発注者は歯科医師であり，歯科技工指示書に基づいて行われなければならない．

②歯科技工のほとんどは間接作業によって行われるため，正確に再現された模型上で作業を行わなければならない．

1) 歯科技工の就業形態

①歯科技工所を開設し自ら行うか，または雇用人（勤務歯科技工士）に歯科技工業務を行わせる形態（外注ラボ）．

②病院や歯科診療所内の歯科技工室で歯科技工業務を行う形態（院内ラボ）．

2）歯科技工所の経営

　　自営業として歯科技工所を開設する場合は，歯科技工行為を行うための開設届けが必要で，歯科医療における安定した質や安全性を確保するために構造設備基準を遵守しなければならない．また，生体材料を扱うという認識をもって，使用材料の安全性，保管，使用機器の整備などの管理責任を負わなければならない．さらに運営，管理，利潤，社会性などを含めた企業の経営能力も必要である．

3）歯科技工の品質管理・品質保証

　　良質な補綴物の安定的な供給にあたっては，歯科技工所において構造設備基準を満たさなければならないが，そのうえで，品目ごとに定められた業務手順書を作成し，定期的な点検の実施と記録を行わなければならない．すなわち，補綴物の製作にあたっては**品質管理**および**品質保証**がきわめて重要となる．

　　品質管理とは，顧客（歯科医師）や社会（患者）の要求する品質を十分に把握し，これに適合する品質の製品（補綴物）を経済的につくりだして市場（歯科診療所）に提供することで，顧客（歯科医師）や社会（患者）の満足を得るためには，企業活動（歯科技工所）の全部門（製作過程）で品質の改善と維持を効率的に行う体系をつくらなければならない．

　　品質保証とは，消費者（歯科医師・患者）の要求する品質が十分満たされていることを保証するために，生産者（歯科技工士）が行う体系的活動のことで，製品（補綴物）やサービスの品質を一定以上の水準に確保することである．そのためには補綴物製作における標準的な製作工程表（業務手順書）を策定し，それぞれの工程における作業チェック項目（点検）および評価表（記録）を作成する必要がある．

歯科技工所における歯科補てつ物等の作成等及び品質管理指針

1．**目　的**
　この指針は，歯科技工所における歯科補てつ物等の作成管理及び品質管理に関する事項を定めることにより，歯科補てつ物等の質の確保を図ることを目的とする．
2．**定義**
　1）この指針で「開設者」とは，歯科技工士法（昭和 30 年法律第 168 号）第 21 条第 1 項に規定する歯科技工所を開設した者をいう．
　2）この指針で「管理者」とは，歯科技工士法第 22 条に規定する歯科技工所の管理者をいう．なお，管理者は，歯科技工に係る実務経験を 5 年以上有する者が望ましい．
　3）この指針で「歯科補てつ物等」とは，歯科技工所で作成し，修理し又は加工される歯科補てつ物，充てん物又は矯正装置をいう．
　4）この指針で「作成等」とは，歯科技工士法第 2 条に規定する「特定人に対する歯科医療の用に供する補てつ物，充てん物又は矯正装置を作成し，修理し又は加工すること」をいう．
　5）この指針で「指示書」とは，歯科技工士法第 18 条に規定する歯科医師の指示書をいう．
3．**開設者の義務**
　開設者は，管理者が業務を遂行するに当たり，支障が生ずることのないようにしなければならない．
4．**指示書に基づく作成等管理及び品質管理に関する文書**
　1）開設者は，歯科補てつ物等の作成管理及び品質管理の観点から，指示書に基づく歯科補てつ物等の作

成等ごとに，以下の事項について記載した歯科技工録を作成し，保存しなければならない．歯科技工録は，番号，日付，氏名等を記載するなど，指示書を容易に特定できるものであること．ただし，当該歯科補てつ物等に係る作成等工程の一部を指示書に基づき他の開設者の歯科技工所に行わせる場合においては，自ら行う作業工程に係る事項のみを記載することをもって足りるものとする．

① 作成等に用いる模型等と指示書とを発行した歯科医師から受託した年月日
② 患者の氏名
③ 作成等部位及び設計
④ 作成の方法（作成等手順）
⑤ 使用材料（使用主材料の品名ならびにロットもしくは製造番号）
⑥ 歯科補てつ物等の工程管理に係る業務を管理した記録
⑦ 歯科補てつ物等の最終点検及び検査を完了した年月日
⑧ 歯科補てつ物等を委託した歯科医師等に引き渡した年月日
⑨ 歯科補てつ物等の設計等をリモートワークで行った場合は，その旨とリモートワークを行った場所
⑩ 歯科技工の工程の一部について，歯科補てつ物等の作成等に用いる機器を共同利用した場合は，その旨と当該工程を行った歯科技工所名（共同利用する機器を所有する歯科技工所の名称等）
⑪ その他必要な事項

なお，歯科技工録については，現時点では別添の表1及び表2を参考にすることとし，CAD/CAMを用いた歯科技工の際の参考様式については追ってお示しする．

2）開設者は，5. から9. までに規定する工程管理，点検・検査，苦情処理等，自己点検及び教育訓練の手順に関する文書（以下「手順書」という．）を作成しなければならない．ただし，当該歯科補てつ物に係る作成等工程の一部を他の開設者の歯科技工所に行わせる場合においては，自ら行う作成等工程に係る事項のみを記載することをもって足りるものとする．

3）開設者は，歯科技工録を指示書とともに作成の日から3年間保存すること．なお電磁的保存等に係る基準については指示書に準ずるものとする．令和5年3月31日までは，従前どおり本指針に基づき歯科技工録を作成し，2年間保存することとされているため留意すること．

4）開設者は，都道府県知事及び医療機関等から歯科技工録の開示の求めがあった場合には，速やかに提示することができるよう整備しておくこととする．

5. 工程管理

開設者は，管理者に，歯科技工録及び手順書に基づき，以下の歯科補てつ物等の工程管理に係る業務を適切に管理させなければならない．

1）指示書に基づき，適正な方法による作成等を行うこと．
2）管理者又はあらかじめ管理者が指定した者が最終点検及び検査を行うこと．
3）構成部品等（歯科補てつ物などの作成等に使用されるもの，原料，材料，中間物及び歯科補てつ物等をいう．以下同じ．）及び作成等用材料物質を適正に保管し，出納を行い，及びその品名並びにロット又は製造番号等記録を作成すること．
4）歯科技工録に関する記録を作成すること．
5）構造設備の保守点検を行い，その記録を作成すること．
6）作成等工程において，歯科補てつ物等の質に影響を及ぼす環境上の条件について点検を行い，その結果を記録すること．
7）3）から5）までの記録，あるいはその工程管理に際しては，守秘義務に十分に留意すること．
8）3）から6）までの記録により，作成等工程管理が適切に行われていることを確認すること．
9）3）から6）までの記録を本指針4. 1）⑥として記録すること．

6. 歯科補てつ物等及び機器の点検・検査

開設者は，管理者に，歯科技工録及び手順書に基づき，以下の歯科補てつ物等及び機器の点検・検査に係る業務を適切に管理させなければならない．

1）歯科補てつ物等の点検及び記録の保存に必要な設備及び器具を備えていること．
2）適正な方法により構造設備及び機器の点検・検査を行うこと．なお，歯科技工作業を行うのに必要な機器の保守点検は1年に1回以上必ず実施すること．
3）構成部品等を定期的に点検・検査し，これを記録すること．
4）2）に掲げる記録を作成の日から2年間保存すること．

7. 苦情処理等

開設者は，管理者に，歯科補てつ物等の品質等に関して当該委託歯科医師又は当該歯科医師を経由して特定人から苦情があった場合，又は歯科補てつ物等の品質等に問題があると認められた場合には，手順書に基づき，次に掲げる事項により適切に管理させなければならない．

1）当該委託歯科医師からの苦情又は当該歯科医師を経由した特定人からの苦情に対しては，歯科技工録を点検し，原因を究明するとともに，作成等管理及び品質管理に関し改善が必要な場合には，所要の

措置を講ずること.
2) 当該歯科技工所に起因した歯科補てつ物等の品質等に関する問題に対しては，その原因を究明し，作成等管理及び品質管理に関する改善が必要な場合には，所要の措置を講ずること.
3) 1) 又は 2) の後に歯科技工録を点検し，原因究明の結果及び改善措置を記載した苦情処理記録等を作成し，当該委託歯科医師に報告すること.
4) 3) の記録は，3) で当該委託歯科医師等に報告した年月日とともに本指針 4. 1) ⑥として記録すること.

8. 自己点検
1) 開設者は，管理者又はあらかじめ指定した者に，手順書に基づき，次に掲げる業務を適切に管理させなければならない.
① 当該歯科技工所における歯科補てつ物等の作成等管理及び品質管理について定期的に自己点検を行うこと.
② 自己点検の結果を管理者に対して報告すること.
2) 管理者は，自己点検の結果に関して，自己点検が適切に行われていることを確認しなければならない.
3) 開設者は，定期的な自己点検の結果を管理者から聴取し，作成等管理及び品質管理に関する改善が必要な場合には，所要の措置を講じなければならない.

9. 教育訓練
開設者は，手順書に基づき，次に掲げる事項を適切に行わなければならない.
1) 管理者は，関係機関，関係団体等が開催する研修会等を積極的に受講すること.
2) 作成等管理に関する教育訓練を計画的に実施すること.
3) 開設者は，教育訓練の実施の記録を管理者及び従業者ごとに作成し，その作成の日から 2 年間保存すること.

10. 指示書に基づき作成等工程が 2 以上の歯科技工所にわたる作成等
1) 指示書に基づき歯科補てつ物等の作成等工程の一部を他の開設者（以下「二次受託者」という.）の歯科技工所に引き継ぐ開設者（以下「一次受託者」という.）は，当該二次受託者と当該作成等工程における作成等管理及び品質管理の適切な実施を確保するため，次に掲げる事項を取り決めなければならない.
① 当該分担工程の範囲
② その作成等に関する技術的条件
③ 引継ぎ時における，委託歯科医師による指示について二以上の管理者による確認及び品質管理・点検の方法
④ その他，歯科補てつ物等の作成等の作成等管理及び品質管理の適切な実施を確保するために必要な事項
2) 一次受託者及び二次受託者は，双方の取決め事項を歯科技工録又は手順書に記載しなければならない.
3) 指示書に基づき作成等工程が 2 以上にわたる歯科技工所のすべての管理者は，委託歯科医師及び 2 以上にわたる歯科技工所管理者の間の連絡を密にし，共同して歯科補てつ物等の質の確保を図るものとする.

11. 機器の共同利用による歯科補てつ物等の作成等
1) 指示書に基づく歯科補てつ物等の作成等を行う際に，当該歯科補てつ物等に係る作成等工程の一部を他の歯科技工所の機器を共同利用する場合，「歯科補てつ物等の作成等を行う歯科技工所」の歯科技工士は，歯科技工録に，4. 1) ⑩の事項を記載する. この場合，「共同利用する機器を所有する歯科技工所」において行った内容等を含めて記載すること.
2) 「共同利用する機器を所有する歯科技工所」の管理者は，共同利用する機器ごとに以下の事項について記載した記録を作成し，保存しなければならない.
① 共同利用した日時
② 共同利用した「歯科補てつ物等の作成等を行う歯科技工所」の名称等
③ その他必要な事項

(令和 4 年 3 月 31 日に一部改正)

4) 補綴装置のトレーサビリティ

トレーサビリティとは追跡可能性を示し，流通における生産者情報などの伝達のための仕組みをいう. もともとは食品業界から発せられた内容で，食品がいつ，どこでつくられ，どのような経路で食卓に届いたのかという生産履歴を明らかにすることで

ある．患者の口腔内に装着される補綴装置においても，いつ（when），どこで（where），だれが（who），何を使って（what），何のために（why），どのような方法で（how to）製作されたのかということを明確に示されなければならない．歯科技工においては，中間材料を使用することも多く，このようなトレーサビリティを実践するためには，これまでのアナログ的な手作業ではかなり面倒な作業であったが，最近のデジタル化された CAD/CAM テクノロジーではバーコードのようなものを利用すれば，比較的簡単にスムーズに実践することができる．さらに，使用材料においても Lot 番号が付与され，安全性を高めている．患者に提供する補綴装置に対して，歯科医師には管理責任が，歯科技工士には製造責任が伴い，安全で高品質・高精度の装置を供給しなければならない．

5）歯科技工の品質管理に関する法令・通知

（1）歯科材料・機器に関する法律

歯科技工士または歯科医師が作成する補綴物，修復物や矯正装置，いわゆる歯科技工物（以下，補綴物等）は，特定人に対する歯科医療の用に供するものであり，販売を目的としたものではないため，「医薬品，医療機器等の品質，有効性及び安全性の確保等に関する法律」の規制の対象ではない．同法の規制の対象となるのは，歯科技工に用いる歯科材料や機械器具となる．

a. 医薬品，医療機器等の品質，有効性及び安全性の確保等に関する法律（医薬品医療機器等法）（昭 35.8.10　法 145）

医薬品，医薬部外品，化粧品，医療機器および再生医療等製品の品質，有効性および安全性の確保と，使用による保健衛生上の危害の発生・拡大の防止のために必要な規制を行うとともに，医療上必要性の高い医薬品，医療機器および再生医療等製品の研究開発促進の措置を講じて，保健衛生の向上をはかることを目的としている（1 条）．

医薬品とは，①日本薬局方に収められているもの，②人または動物の疾病の診断，治療または予防に使用されることが目的とされているものであって，機械器具，歯科材料，医療用品，衛生用品およびプログラムでないもの，③人または動物の身体の構造または機能に影響を及ぼすことを目的とするもので，機械器具ではないものをいう（医薬部外品，化粧品，再生医療等製品を除く）（2 条 1 項）．

医療機器とは，人もしくは動物の疾病の診断，治療もしくは予防に使用されること，または身体の構造もしくは機能に影響を及ぼすことを目的とする機械器具等（再生医療等製品を除く）で，政令で定めるもの（歯科材料等）をいう（2 条 4 項）．「医薬品，医療機器等の品質，有効性及び安全性の確保等に関する法律施行令」で定められている歯科に関するものとして，機械器具には歯科用ユニット，歯科用エンジン，歯科用ハンドピース，歯科用蒸和器および重合器，歯科用鋳造器など，また，歯科材料には歯科用金属，歯冠材料，義歯床材料，歯科用ワックス，歯科用石膏および石膏

製品，歯科用研削材料などがある．医療機器プログラムも医療機器の対象となるものがある．

薬局とは，薬剤師が販売または授与の目的で調剤の業務を行う場所をいう（2条11項）．薬局は，その所在地の都道府県知事の許可を受けなければ，開設してはならない（4条）．

治験とは，医薬品の製造販売の承認を厚生労働大臣から受けようとするときに，提出すべき資料のうち臨床試験の試験成績に関する資料の収集を目的とする試験の実施をいう（2条16項）．治験の実施基準は，「医薬品の臨床試験の基準に関する省令」（通称，GCP省令）に定められている．

(2) 歯科技工に関する通知

歯科技工については，患者を治療する歯科医師の責任の下，原則として歯科技工指示書を通じて作成が指示される．作成は歯科医師・歯科技工士の資格を有する者の業務独占となっており，資格のない者は行うことはできない．また，歯科技工所の構造設備基準は「歯科技工士法施行規則」に規定されており，安全性に十分配慮したうえで実施される．さらに，使用する歯科材料や機械器具は「医薬品医療機器等法」の承認等が必要である．このようにして補綴物等の品質は担保されている．

しかし近年，インターネットの普及等に伴い，国外で作成された補綴物等を病院または診療所の歯科医師が輸入し，患者に供する事例が散見されている．「歯科技工士法」は国内法であり，このような国外における歯科技工相当行為には適用されない．補綴物等そのものは，「医薬品医療機器等法」の規制対象外であり，輸入された補綴物等であっても同じである．一方，国外で作成された補綴物等については，使用される歯科材料の性状等が必ずしも明確でなく，また，日本の有資格者による作成ではないことが考えられる．したがって品質の確保のため，平成17（2005）年9月に厚生労働省医政局歯科保健課長通知「国外で作成された補てつ物等の取り扱いについて」（図11-12参照），平成23（2011）年6月には厚生労働省医政局長通知「歯科医療における補てつ物等のトレーサビリティに関する指針について」（図11-13参照）が発出されている．

前者の通知では，国外で作成された補綴物等を病院または診療所の歯科医師が輸入し，患者に供する場合は，患者に対して①当該補綴物等の設計，②当該補綴物等の作成方法，③使用材料（原材料等），④使用材料の安全性に関する情報，⑤当該補綴物等の科学的知見に基づく有効性及び安全性に関する情報，⑥当該補綴物等の国内外での使用実績等，⑦その他，患者に対し必要な情報についての十分な情報提供を行い，患者の理解と同意を得るとともに，良質かつ適切な歯科医療を行うことを求めている．

また，国外に補綴物等の作成を委託する場合は，委託過程や作成過程，歯科材料の

流通過程等が複雑になることから，国内では歯科技工指示書により確保されているトレーサビリティの確保が困難になる．そこで後者の通知では，治療にあたる歯科医療機関や歯科医師，委託先等を主体として，その委託過程や作成過程，含有成分等に関する必要な情報を遡及し，または追跡できる体制，すなわちトレーサビリティの確保のための具体的方策を示し，補綴物等の品質と安全性を確保するよう求めている．

なお，保険診療における補綴物等は，「医薬品医療機器等法」の承認等を受け，さらに保険適用された材料を用いて作成されなければならない．たとえ国内で流通している保険適用された材料であっても，一度国外へ出てしまえば未承認の材料となる．したがって，国外で作成された補綴物等は保険診療には用いることはできない．さらに，国内で輸入販売が認められている材料であっても，個人輸入したものについては未承認の扱いとなるため，同じく保険診療には用いることができない．歯科医師が治療に用いるために個人輸入することはできるが，地方厚生局に必要書類を提出し，営業のための輸入でないことの証明（いわゆる薬監証明）を受ける必要があり，この場合でも，他者へ販売，授与することはできない．

6) 労働関係法規と社会保険

歯科技工を業として行う場合には，歯科技工に直接関係する歯科技工士法だけでなく，労働関係法規や社会保険等についても理解しておかなければならない．

（1）労働関係法規
a. 労働基準法（昭22.4.7 法49）

賃金，就業時間，休息等の勤労条件に関する基準規定で，労働者の権利を保障するために労働契約の締結から解雇・退職までの労働関係全般と雇用主の義務などを定めた法律である．労働組合法および労働関係調整法とともに1947年に制定された．なお，労働基準法において労働者とは，職業の種類を問わず，事業または事業所に使用され，賃金の支払いを受けている者を言う．

労働基準法の適用範囲は広く，事業所で1人でも雇用すれば適用される．歯科技工所も例外ではない．

（内容）

①労働条件の原則として，職員の均等待遇，男女同一賃金，強制労働の禁止，中間搾取の排除．

②労働契約の保護として，契約期間の規制，労働条件の明示，賠償予定や強制預金の禁止．

③賃金保護として，賃金支払方法，休業手当，出来高払い制の保証給，最低賃金．

④就業保護として，労働時間，休息，休日，時間外労働，時間外労働の割増し賃金，年次有給休暇．

⑤職員の安全および衛生，災害補償，就業規則に関する規定や罰則規定．

労働契約を結ぶ際には，使用者は労働者に対し，契約期間，就業場所や業務，労働時間や休日，賃金，退職などに関する事項を明示しなければならない．

b. 労働安全衛生法（昭47.6.8　法57）

労働基準法の関連規定として発令されたもので，労働者の安全と健康を守るために事業者が整備しなければならない労働災害防止のための基準と，責任体制の明確化などを定めた法律である．

（内容）

①労働災害防止のための最低基準を守り，労働条件の改善と労働者の安全，健康を確保する．

②労働者は，労働災害防止に関する措置に協力する．

③事業所の衛生水準の向上をはかり，快適な作業環境を形成するよう努力する．

④労働者の健康診断の実施．

c. 最低賃金法（昭34.4.15　法137）

国が賃金の最低限度を定め，使用者は，その最低賃金額以上の賃金を支払わなければならないとする法律である．

d. 職業安定法（昭22.11.30　法141）

それぞれの能力に応じた就職の機会を斡旋することによって必要な労働力を確保し，職業の安定化と経済の興隆に寄与することを目的とした法律である．

（2）社会保障関係法規

日本国憲法において，すべての国民は健康で文化的な最低限度の生活を営む権利を有するとされ，国は，社会福祉，社会保障および公衆衛生の向上および増進に努めなければならないとされている．

憲法によって国の責務とされているわが国の社会保障制度は，**社会保険，公的扶助，公衆衛生，社会福祉**からなっている．

このうち，社会保険制度の特徴は，すべての国民の医療，年金，介護をカバーしていることである（表6-2）．社会保険は加入が義務づけられており，保険料は所得に応じて決まる．また，その運営には保険料以外に公費も投入されている．

公的医療保険制度は，「誰でも，いつでも，どこでも」保険証1枚で医療を受けることができることを保障している．また，医療保障は医療保険制度のほかに公費負担医療制度があり，これは国または地方公共団体が特定の対象者に対して，公費によって医療費をまかなう制度である．

年金制度は，高齢期の生活の基本的部分を支える年金を保障するものである．

介護保険制度は，加齢に伴って要介護状態になっても，自立して生活を営むことができるよう必要な介護を保障している．

表 6-2 　社会保険の種類

適用者		保険の種類	制度	
一般職域		医療保険	健康保険法	組合管掌健康保険
				全国健康保険協会管掌健康保険（協会けんぽ）
		年金保険	厚生年金保険法	
		雇用保険	雇用保険法	
		労災保険	労働者災害補償保険法	
特定職域	船員	医療保険	船員保険法	
		年金保険	厚生年金保険法	
		雇用保険	雇用保険法	
		労災保険	労働者災害補償保険法	
	国家公務員	医療保険	国家公務員共済組合法	
		年金保険	厚生年金保険法	
		雇用保険	国家公務員退職手当法	
		労災保険	国家公務員災害補償法	
	地方公務員	医療保険	地方公務員等共済組合法	
		年金保険	厚生年金保険法	
		雇用保険	退職手当に関する条例	
		労災保険	地方公務員災害補償法	
	私立学校教職員	医療保険	私立学校教職員共済法	
		年金保険	厚生年金保険法	
		雇用保険	雇用保険法	
		労災保険	労働者災害補償保険法	
地域		医療保険	国民健康保険法	市町村国保
				国民健康保険組合
		年金保険	国民年金法	
後期高齢者		医療保険	高齢者の医療の確保に関する法律	後期高齢者医療制度

a．医療保険関係法規

a）健康保険法（大 11.4.22　法 70）

　一般職域の被用者本人（被保険者）およびその家族（被扶養者）の業務外の事由による疾病，負傷，死亡，出産に関して保険給付を行い，もって国民の生活の安定と福祉の向上に寄与することを目的としている（1 条）．

　保険者は，全国健康保険協会（全国健康保険協会管掌健康保険）および健康保険組合（組合管掌健康保険）である（4 条）．

　保険料は，事業主と被保険者で負担する（労使折半）．

b）国民健康保険法（昭 33.12.27　法 192）

　都道府県の区域内に住所を有し，ほかの社会保険のいずれにも該当しない者を被保険者とし，被保険者の疾病，負傷，出産または死亡に関して必要な保険給付を行い，もって社会保障および国民保健の向上に寄与することを目的としている（1，2，5，6条）．

　保険者は平成 30（2018）年度から「都道府県と市町村（特別区を含む）」と「国民

健康保険組合」の2種類である（3条）．

給付内容は健康保険とおおむね同様である．

c）その他の医療保険関係法規

国家公務員，地方公務員，私立学校教職員については，それぞれ**国家公務員共済組合法**（昭33.5.1　法128），**地方公務員等共済組合法**（昭37.9.8　法152），**私立学校教職員共済法**（昭28.8.21　法245）により規定されている．各共済組合は，健康保険組合とほぼ同じ事業を行っている．

船員については，**船員保険法**（昭14.4.6　法73）により規定されている．保険者は全国健康保険協会となっている（4条）．

業務上の事由または通勤による労働者の負傷，疾病，障害，死亡等については，**労働者災害補償保険法**（昭22.4.7　法50）により保険給付が行われる．保険者は政府となっており（2条），被保険者は適用事業の被用者である（3条）．

b. 年金保険関係法規（図6-5）

a）国民年金法（昭34.4.16　法141）

老齢，障害または死亡によって国民生活の安定が損なわれることを国民の共同連帯によって防止し，もって健全な国民生活の維持および向上に寄与することを目的としている（1条）．

被保険者は，日本国内に住所を有する20歳以上60歳未満のすべての者であり，厚生年金保険の被保険者を第2号被保険者，その被扶養配偶者を第3号被保険者とし，第2，3号被保険者以外の者を第1号被保険者とする．

財源は，保険料収入および積立金の運用収入を基本としているが，基礎年金の給付に必要な費用の1/2は国庫で負担している．

給付には，老齢基礎年金，障害基礎年金，遺族基礎年金，付加年金，寡婦年金および死亡一時金がある．老齢基礎年金は，20歳から60歳までの40年間保険料を納付

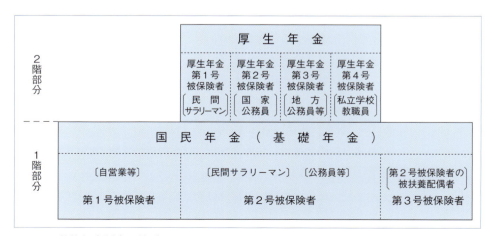

図6-5　公的年金制度の体系

6. 歯科技工の管理と運営

すると，65歳に達したときに満額が支給されるが，納付期間に応じて減額される．平成29（2017）年8月から，それまで年金を受け取るために必要な保険料納付期間が25年以上であったのが10年以上となった．

b）厚生年金保険法（昭29.5.19　法115）

労働者の老齢，障害，死亡について保険給付を行い，労働者およびその遺族の生活の安定と福祉の向上に寄与することを目的としている（1条）．

国，地方公共団体または法人の事業所（事業主のみの場合を含む），常時5人以上の従業員を使用する事業所，船舶等は厚生年金の強制適用事業所となる．被保険者は適用事務所で働く70歳未満の者である．パートタイマー・アルバイト等でも，1週の所定労働時間および1月の所定労働日数が，常時雇用者の4分の3以上である場合には，被保険者となる．保険者は政府となっている（2条）．平成27（2015）年10月から，それまで別立ての被用者年金制度であった国家公務員共済，地方公務員等共済および私立学校教職員共済の各年金が厚生年金に統一された．民間のサラリーマンを第1号厚生年金被保険者，国家公務員を第2号厚生年金被保険者，地方公務員等を第3号厚生年金被保険者，私立学校教職員を第4号厚生年金被保険者という．

保険料は，事業主と被保険者で負担する（労使折半）．

老齢基礎年金の受給要件を満たす者で，厚生年金保険の被保険者期間を有する者に対し，65歳から老齢基礎年金に上乗せして老齢厚生年金が給付される．給付はほかに障害厚生年金，障害手当金および遺族厚生年金がある．

c．雇用保険法（昭49.12.28　法116）

労働者が失業した場合および労働者について雇用の継続が困難となる事由が生じた場合に必要な給付を行うほか，労働者が自ら職業に関する教育訓練を受けた場合に必要な給付を行うことにより，労働者の生活および雇用の安定をはかるとともに，求職活動を容易にする等その就職を促進し，併せて労働者の職業の安定に資するため，失業の予防，雇用状態の是正および雇用機会の増大，労働者の能力の開発および向上その他労働者の福祉の増進をはかることを目的としている（1条）．

労働者を雇用する事業は，原則として強制的に適用事業とされる（5条）．

保険者は政府となっており（2条），被保険者は適用事業の被用者である（4条）．

財源は，事業主と被用者が負担する保険料と，国庫負担からなっている．

給付には，求職者給付，就職促進給付，教育訓練給付，雇用継続給付があり，そのほかに雇用保険三事業（雇用安定事業，能力開発事業，雇用福祉事業）が雇用保険により実施されている．

d．社会福祉関係法規

a）生活保護法（昭25.5.4　法144）

国が生活に困窮するすべての国民に対し，その困窮の程度に応じ，必要な保護を行い，健康で文化的な最低限度の生活を保障するとともに，その自立を助長することを

目的としている（1，3条）．生活保護の要否，程度は，世帯を単位として定められる（10条）．

生活保護の種類は，①生活扶助，②教育扶助，③住宅扶助，④医療扶助，⑤介護扶助，⑥出産扶助，⑦失業扶助，⑧葬祭扶助の8種類である（11条）．

b）障害者の日常生活及び社会生活を総合的に支援するための法律（障害者総合支援法）（平17.11.7　法123）

障害者および障害児が基本的人権を享有する個人としての尊厳にふさわしい日常生活または社会生活を営むことができるよう，必要な障害福祉サービスに関わる給付，地域生活支援事業等の支援を総合的に行うことで，障害者及び障害児の福祉の増進をはかるとともに，障害の有無にかかわらず国民が相互に人格と個性を尊重し安心して暮らすことのできる地域社会の実現に寄与することを目的としている（1条）．従来，障害種別ごとに異なる法律に基づいて提供されてきた福祉サービス，公費負担医療等について，一元的に提供するために創設された法律である．自立支援給付の対象者（身体障害者，知的障害者，精神障害者，障害児），内容，手続き等，地域生活支援事業，サービスの整備のための計画の作成，費用の負担等を定めている．

歯科医療に関わる自立支援医療としては，口唇口蓋裂に伴う音声機能・言語機能または咀嚼機能の障害に対する手術や歯科矯正治療等があり，自己負担分が公費負担の対象となっている．

c）児童福祉法（昭22.12.12　法164）

すべての国民は，児童（満18歳に満たない者）が心身ともに健やかに生まれ，育成されるよう努めなければならないとされ（1条），国および地方公共団体は，児童の保護者とともに，児童を心身ともに健やかに育成する責任を負うとしている（3条）．子育て支援，保育，母子保護，児童虐待防止対策を含むすべての児童の福祉を支援する法律である．

d）身体障害者福祉法（昭24.12.26　法283）

身体障害者の自立と社会経済活動への参加を促進するため，身体障害者を援助し，必要に応じて保護し，もって身体障害者の福祉の増進をはかることを目的としている（1条）．この法律において，身体障害者とは，規定された身体上の障害（視覚障害，聴覚または平衡機能の障害，音声機能・言語機能または咀嚼機能の障害，肢体不自由，心臓・腎臓・呼吸器の機能の障害等）がある18歳以上の者であって，都道府県知事から身体障害者手帳の交付を受けたものをいう（4条）．国および地方公共団体は，この法律の理念が実現されるように配慮して，身体障害者の自立と社会経済活動への参加を促進するための援助と必要な保護（更生援護）を総合的に実施するように努めなければならないと規定されている（3条）．

e）知的障害者福祉法（昭35.3.31　法37）

知的障害者の自立と社会経済活動への参加を促進するため，知的障害者を援助する

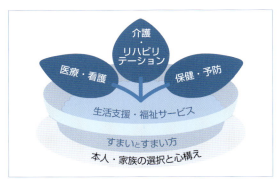

図6-6　地域包括ケアシステム
(平成25年3月地域包括ケア研究会報告「地域包括ケアシステムの構築における今後の検討のための論点」より)

とともに必要な保護を行い，もって知的障害者の福祉をはかることを目的としている（1条）．国および地方公共団体は，この法律の理念が実現されるように配慮して，知的障害者の福祉について国民の理解を深めるとともに，知的障害者の自立と社会経済活動への参加を促進するための援助と必要な保護（更生援護）の実施に努めなければならないと規定されている（2条）．

f）介護保険法（平9.12.17　法123）

加齢に伴って生じる心身の変化に起因する疾病等により要介護状態となり，入浴，排泄，食事等の介護，機能訓練ならびに看護及び療養上の管理その他の医療を要する者等について，これらの者が，尊厳を保持し，その有する能力に応じ自立した日常生活を営むことができるよう，必要な保健医療サービスおよび福祉サービスに関わる給付を行うため，国民の共同連帯の理念に基づき介護保険制度を設け，その行う保険給付等に関して必要な事項を定め，もって国民の保健医療の向上および福祉の増進をはかることを目的としている（1条）．

保険者は，市町村・特別区となっており（3条），被保険者は，市町村・特別区の区域内に住所を有する65歳以上の者（第1号被保険者）および40歳以上65歳未満の医療保険加入者（第2号被保険者）である（9条）．

給付には，市町村に設置される介護認定審査会により，要介護1～5と判定され，要介護認定された者に対する介護給付と，要支援1・2と認定された者に対する予防給付，要介護状態または要支援状態の軽減または悪化の防止に資する保険給付として条例で定める市町村特別給付がある（18条）．また，要支援・要介護状態になる前からの介護予防を推進するとともに，地域における包括的・継続的なマネジメント機能を強化する観点から，市町村が地域支援事業を実施することとなっている（115条の45）．

g）地域における医療及び介護の総合的な確保の促進に関する法律（平成元.6.30　法64，図6-6，図7-11参照）

地域において効率的かつ質の高い医療提供体制を構築するとともに地域包括ケアシステムを構築することを通じ，地域における医療および介護の総合的な確保を促進す

る措置を講じ，もって高齢者をはじめとする国民の健康の保持および福祉の増進をはかり，あわせて国民が生きがいを持ち健康で安らかな生活を営むことができる地域社会の形成に資することを目的とする（1条）.

地域包括ケアシステムとは，地域の実情に応じて，高齢者が，可能な限り，住み慣れた地域でその有する能力に応じ自立した日常生活を営むことができるよう，医療，介護，介護予防（要介護状態もしくは要支援状態となることの予防または要介護状態もしくは要支援状態の軽減もしくは悪化の防止をいう.），住まいおよび自立した日常生活の支援が包括的に確保される体制をいう（2条）.

3 歯科技工における衛生管理

1）歯科技工士の健康管理

歯科技工士は医療従事者であるので，自らが健康管理を行うことは必須である．そのためには，以下のような項目に注意して日々の生活をすることが大切である．

（1）作業環境の整備

前述したように歯科技工所の作業環境は健康的とはいえない部分がある．そこで，設備環境を含めた十分な環境整備を常に行う必要がある．また感染についての対策も必要である（後述）.

（2）人間工学に基づく作業姿勢

前述したように作業姿勢はその作業能率に影響を及ぼす．歯科技工は椅坐位での作業が長時間に及ぶことが多いので，机や椅子の高さを調節すると同時に，椅子に座るときの姿勢などにも留意する必要がある．

（3）生活習慣の改善

歯科技工士に限らず，すべての人が留意し健康の維持・向上に努めるための項目として，以下のものが挙げられる．

a. 栄養・食生活

栄養・食生活は多くの生活習慣病との関連が深く，QOL（生活の質）との関連も深い．このことから，朝食を摂取する，日々の食事において量・質ともにきちんとした食事をする．自己の適性体重を認識してコントロールする，などのことが必要である．

b. 身体活動・運動

身体活動・運動は，生活習慣病の予防の観点から重要である．歯科技工士は椅坐位作業が多く，運動不足になることが懸念される．このことから，日頃から日常生活のなかで，生活習慣病予防のために意識的に体を動かすことを心がけることが大切であ

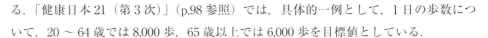

る.「健康日本21（第3次）」（p.98参照）では，具体的一例として，1日の歩数について，20〜64歳では8,000歩，65歳以上では6,000歩を目標値としている．

c. 休養・睡眠

「『休養』には2つの意味が含まれ，『休』は，労働や活動などによって生じた心身の疲労を，休息により解消し，元の活力をもった状態への復帰をはかる働きを，『養』は，『英気を養う』というように，社会的機能の向上に資する心身の能力を自ら高める営みを主としてさす．日々の生活においては，睡眠や余暇が重要であり，十分な睡眠や余暇活動は，心身の健康に欠かせない.」と「健康日本21（第3次）」では明記されている．

健康管理については，定期的に健康診断を受診して疾病の早期発見に努めると同時に，常に自己の健康に留意することが肝要である．

2）歯科技工作業と感染予防

（1）感染と歯科医療

感染とは，ウイルス，細菌，真菌，寄生虫などの微生物（病原体）が皮膚，粘膜，消化器，呼吸器などを通じて人体（宿主）に進入し，増殖する状態をいう．感染後，一定期間の後に発症（発病）する．発病した状態を**感染症**とよび，感染後，発病までの期間を潜伏期間という．感染しても発症しない場合があるが，このことを不顕性感染という．

感染・発症は，病原体と宿主を結ぶ感染経路の存在により成立する．この感染経路，すなわち病原体が宿主に伝播される様式には直接伝播と間接伝播がある．また，病院内（医療施設内）において患者や医療従事者が感染する**院内感染**もある．

感染症の種類は多く，現在，日本ではほとんどみられないものから，近年になって新たに発生したものまである．このことから，1998年には「感染の予防及び感染症の患者に対する医療に関する法律」が公布，1999年4月から施行されている．この法律は，感染症の発生を予防し，蔓延の防止をはかり，もって公衆衛生の向上および増進をはかることを目的としており，感染症を数種に分類してそれぞれの対応を定めている．

歯科医療においては，**ウイルス性肝炎**と**後天性免疫不全症候群**（AIDS）に最も注意が必要であるといわれている．ウイルス性肝炎はウイルスによって肝臓障害を起こす疾患のことで，A型，B型，C型，D型，E型が発見されている．表6-3にウイルス性肝炎の感染経路，潜伏期間，症状，予防方法を示す．

（2）感染予防

前述の法律では，国民責務として，感染症に対する正しい知識をもち，その予防に

歯科技工管理学

表 6-3　主なウイルス性肝炎

	A型肝炎	B型肝炎	C型肝炎	E型肝炎
感染経路	・経口感染（ウイルス汚染された食物，水の摂取） ・感染者の糞便	・非経口感染（医療事故，性交渉，母子感染等） ・感染者の血液，精液	・血液によって感染するが，感染力は弱い ・B型肝炎と異なり母子間感染，夫婦間感染は極めてまれ	・経口感染（ウイルス汚染された食物，水の摂取） ・感染者の糞便
潜伏期間	14 日〜 45 日	6 週間〜 6 カ月	輸血後肝炎の場合は2 週間〜 16 週間	40 日
症状	・38℃以上の発熱をもって急激に発病 ・全身倦怠感，食欲不振，嘔吐，黄疸 ・約 1 〜 2 カ月で治癒（慢性化することはほとんどない） ・時に劇症化することもある	・全身倦怠感，食欲不振，嘔吐，黄疸 ・B 型肝炎ウイルスキャリアのうち 10％前後が慢性肝疾患（慢性肝炎，肝硬変，肝がん）に悪化，キャリアの 90％が発病せずに一生を終える ・急性肝炎から慢性化することは少ない	・全身倦怠感，食欲不振，嘔吐，黄疸 ・感染すると成人でも，慢性化する場合が多い ・インターフェロンなどの治療が奏効しない場合，数十年以上の歳月を経て，肝がんに移行することがある	・A型肝炎に類似 ・成人では黄疸，食欲不振，悪心，嘔吐，肝腫大 ・肝機能異常は 4 〜 8週間以内で正常化 ・予後は一般的によい（ただし，妊娠第 3期に発症すると劇症肝炎になりやすく死亡率が 17％〜 33％）
予防方法	・衛生環境の改善 ・ワクチンの投与 ・免疫グロブリンの投与	・感染者の体液に触れない ・HBs ワクチンの投与（HBs 抗原陽性者には禁忌） ・免疫グロブリン（HBIG）の投与	・ワクチンを研究中	・浸淫地域での生水，生ものを飲食しない ・ワクチンを研究中

（「肝炎対策に関する有識者会議報告書」改変）

　必要な注意を払うように努めることが規定されている．したがって，医療従事者として歯科技工を行うにあたっては，自己に対する防衛とともに，感染源とならないよう最大限の注意が必要である．

　近年はすべての血液，体液，分泌液，排泄物，汚染物について感染性があるものとして対策を講じることで感染を予防しようとする「**スタンダードプレコーション**」（Standard precaution）の考え方が，感染予防の基本概念となっている．

　実際の技工作業のなかでは，歯科技工士が直接患者と接する機会は少ないが，採得された印象，模型，ろう義歯，咬合床など歯科診療所と歯科技工所を往復するものがある．これらは感染経路となる可能性が高いため予防策をとる必要があり，一般的な予防として次のようなことを励行するとよいと考えられる．

　①印象など汚染されたものを歯科技工所に持ち込むときには，直接手で触れずに，グローブで取り扱う．

②汚染されたものは流水で水洗いする（印象など）．

③汚染されたものは薬剤などによる消毒を行う．

④マスク，グローブ，眼鏡を使用して作業する．マスク，グローブなどは使い捨てが可能なものを選択し，これらの廃棄は感染性廃棄物専用の容器に入れて専門の業者に回収を依頼する．

⑤モデルトリマーには石膏水飛散カバーなどを付与する．

⑥水洗いした流しを含めて，使用した器具は清掃・消毒する．

⑦歯科技工所内の換気を行い，空気清浄機，空調設備，集塵機などを完備し，常に清掃を行って歯科技工所内を清潔に保つ．

⑧白衣を着用しての飲食や歯科技工所内での飲食を行わない．

⑨自らが常に清潔を心がけ，薬用石鹸を使用して手を洗う習慣を身につける．

また，自己の体調管理・健康増進は抵抗力を高めるので，感染症に対する対応として常に健康に留意することが大切である．

なお，前述の法律では「感染症の患者などへの人権が損なわれることがないようにしなければならない」とされている．人として，医療従事者として常に念頭に入れておくべきである．

7 口腔と全身の健康管理

到達目標

① 口腔が全身の健康に及ぼす影響を説明できる.
② 我が国の健康政策を説明できる.

1 加齢現象（エイジング）

　　加齢現象とは，広義には胎生期からの経時的な発育，成長，老化という一連の生理的変化，狭義には成年期後半から始まる生理的な老化をいう.現象としては身長の減少，視覚の衰え，白髪などがある.

　　口腔領域における加齢現象には，歯の咬耗，歯の摩耗，歯髄腔の狭窄，セメント質の肥厚，歯肉縁の退縮，歯槽骨の吸収，唾液分泌機能の低下，味覚機能の低下，咀嚼機能の低下，構音機能の低下などがある.これらの現象は口腔機能の低下であり，歯の喪失にもつながりやすく，健康維持に対する障害になると考えられる.

2 咀嚼と健康

　　咀嚼は，顎・顔面の発育を促す，脳の発育や働きを促す，身体の老化を防止する，肥満を防止する，精神状態を安定させる，自立神経を調整するなど全身の健康に大きく寄与しており，そのなかで歯は大切な要素を占めている.

　　図 7-1 は歯の状態別にみた健康意識の調査結果（1999 年に 15 歳以上の 33,427 名を対象として実施）であるが，15 歳以上，65 歳以上（15 歳以上にも含まれている）ともに健康意識が歯の状況（歯の欠損）に大きく影響されていることがわかる.

　　また，図 7-2 は高齢者の歯の状態と健康状態について調査した結果であるが，「自分の歯だけで食べられる人」の 80％ が「1 人でどこへでも出かけられる」と答えているのに対し，「義歯を使用している」「歯も義歯もない」など歯の状態が悪くなるにしたがって，「家の近所まで出るだけ」「家から出ない」「寝たきり」という人が増えているのがわかる.すなわち，口腔状態が悪くなるにつれて行動範囲が狭められていくのである.これらのことからも健康に対する歯の大切さ，咀嚼の大切さが理解できる.

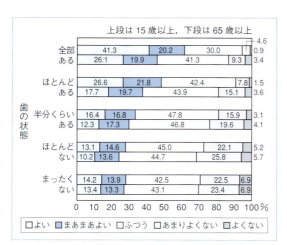

図 7-1 歯の状態別にみた健康意識
(厚生省「平成 11 年保健福祉動向調査」改変)

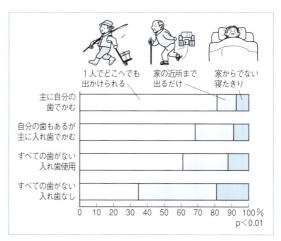

図 7-2 歯の状態と健康状態についての調査結果
(新庄文明:歯のある人も入れ歯の人もこれでなくせる歯の悩み.農文協,東京,1991.)

3 歯および口腔の衛生管理

歯と口腔の衛生管理は，歯科疾患を予防するのみならず，全身の健康を維持するためにも必要なことである．

近年では歯および口腔の衛生管理を口腔ケアとよぶことが多くなっている．この口腔ケアはセルフケアとプロフェッショナルケアに分類される．**セルフケア**は毎日，自分自身で行うものであり，**プロフェッショナルケア**とは歯科医師や歯科衛生士による歯面清掃や全身状態・口腔内状態にあった口腔清掃のアドバイスなどである．自らの口腔内清掃はもちろんのこと，補綴装置の製作においても十分配慮する必要がある．

セルフケアによる口腔清掃にはいくつかの種類がある．

1) 歯ブラシによるブラッシング

歯ブラシによる**ブラッシング**はセルフケアのなかで最も普及しており，ブラッシングの方法にもさまざまなものがある．図 7-3～5 は文部科学省『学校歯科保健参考資料「生きる力」をはぐくむ学校での歯・口の健康づくり』で紹介されているものであるが，歯ブラシの毛先部分を使ってデンタルプラーク（歯垢）を落とす．毛先の部分を歯の面に対して直角方向に当てる，軽い力で小刻みに動かすことが歯磨きの基本であり，このときデンタルプラークを最も効果的に落とすことができるとされている．また，上手に磨くための工夫として，歯ブラシの刷毛面を使い分ける，1 本の歯の面を分けて磨くなどの方法も紹介されている．

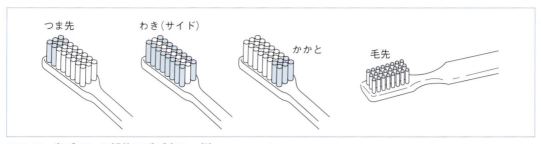

図 7-3　歯ブラシの部分の呼び方の一例　　（文部科学省：「生きる力」をはぐくむ学校での歯・口の健康づくり．2011．）

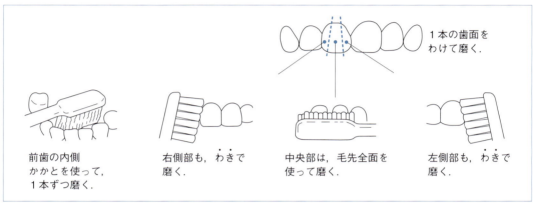

図 7-4　前歯の磨き方の一例　　（文部科学省：「生きる力」をはぐくむ学校での歯・口の健康づくり．2011．）

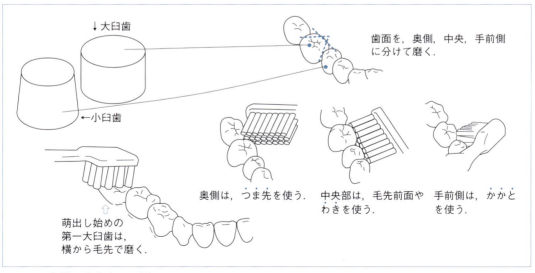

図 7-5　臼歯の磨き方の一例　　（文部科学省：「生きる力」をはぐくむ学校での歯・口の健康づくり．2011．）

2）デンタルフロスによる清掃

デンタルフロスとは，歯と歯の間の食物残渣やデンタルプラークを取り除くための線維を束ねた清掃用具のことである（図 7-6）．

7．口腔と全身の健康管理

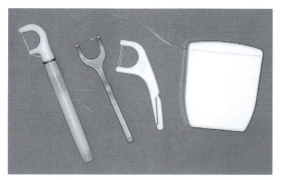

図7-6　デンタルフロス

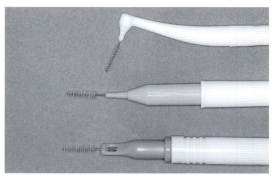

図7-7　歯間ブラシ（インターデンタルブラシ）

3）歯間ブラシ（インターデンタルブラシ）による清掃

歯間ブラシとは，歯と歯の間やブリッジのポンティック基底面などのデンタルプラークの除去に用いる清掃用具であり，ブラシ部分の太さによってSSS～LLまでのサイズがある（図7-7）．口腔内の個々の状態に適したサイズを選択して使用する．

4 健康政策

1）わが国の国民健康づくり対策の推移

わが国において，健康づくりのための対策が積極的に講じられたのは，昭和39（1964）年に「国民の健康・体力増強対策」が閣議決定された頃からである．その後，昭和53（1978）年に**第1次国民健康づくり対策**が開始され，その内容としては，生涯を通じた予防・健診体制の整備，市町村保健センター等の設置と保健師等の確保，健康づくりの普及啓発などが行われた．昭和63（1988）年には，**第2次国民健康づくり対策（アクティブ80ヘルスプラン）**が実施され，運動習慣の普及に重点を置いた対策が推進された．平成12（2000）年には，**第3次国民健康づくり対策**として，寝たきりや認知症などによる要介護状態でなく生活できる期間を延伸し，すべての国民がすこやかで活力ある社会とするため，「**21世紀における国民健康づくり運動（健康日本21）**」が策定された．

こうしたなか，健康日本21を推進するとともに，健康づくりや疾病予防に重点を置いた施策を講じていくため，法的な基盤整備の必要性の機運が高まり，栄養改善も含めた国民の健康増進をはかり，国民保健の向上を目的とした「**健康増進法**」が平成14（2002）年に制定され，翌平成15（2003）年に施行された．

そして，健康対策の現状や健康日本21の最終評価で提起された課題等を踏まえ，**第4次国民健康づくり対策**として，平成24（2012）年に「**21世紀における第2次国民健康づくり運動［健康日本21（第2次）］**」が策定された．この基本的な方向としては，①健康寿命の延伸と健康格差の縮小，②生活習慣病の発症予防と重症化予防の徹底［NCD（Non-communicable Disease：非感染性疾患）の予防］，③社会生活を営む

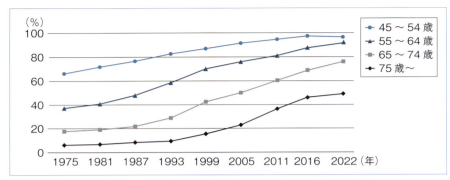

図7-8 現在歯20歯以上を有する者の割合の推移（1975～2022年）
国が公表している「8020達成者の割合」は，対象を75～84歳の者としており，直近の公表値である2022年の調査では，51.6％となっている．

(1975～2022年「歯科疾患実態調査」より)

ために必要な機能の維持・向上，④健康を支え，守るための社会環境の整備，⑤栄養・食生活，身体活動・運動，休養，飲酒，喫煙および歯・口腔の健康に関する生活習慣および社会環境の改善の5つを掲げている．

さらに，**第5次国民健康づくり対策**として，令和5（2023）年に「**21世紀における第3次国民健康づくり運動［健康日本21（第3次）］**」が策定された．計画期間は，令和6（2024）年度から令和17（2035）年度までの12年間とし，令和15（2033）年度中に最終評価を行う予定となっている．基本的な方向として，①健康寿命の延伸・健康格差の縮小，②個人の行動と健康状態の改善，③社会環境の質の向上，④ライフコースアプローチを踏まえた健康づくりの4つを掲げている．

2）歯科口腔保健対策

歯科疾患は有病率が非常に高いことから，わが国では，これまで種々の歯科口腔保健対策が行われてきた．古くは，歯科衛生思想の普及啓発をするために，昭和3（1928）年に，6月4日を「ムシ歯予防デー」と定めた活動が始まった．この普及啓発活動は，戦時中の一時中断や幾度かの名称変更を経て，現在では「**歯と口の健康週間**」として，6月4日から10日の期間にて実施している．

平成元（1989）年には，80歳で20本以上の歯を保つことを目的とした「**8020（ハチマル・ニイマル）運動**」が厚生省（当時）と日本歯科医師会により提唱された．「80歳」は当時の平均寿命であり「生涯」を意味し，一方，「20本」は，自分の歯で食べられるために必要な歯の数を意味する．

現在，わが国の8020達成者の割合は，51.6％と公表されており，8020運動が提唱された当時（8.5％）と比べ，高齢者の歯・口腔状況は大きく改善されている（図7-8）．

平成23（2011）年には，歯科口腔保健の推進に関する施策を総合的に推進し，国

7. 口腔と全身の健康管理

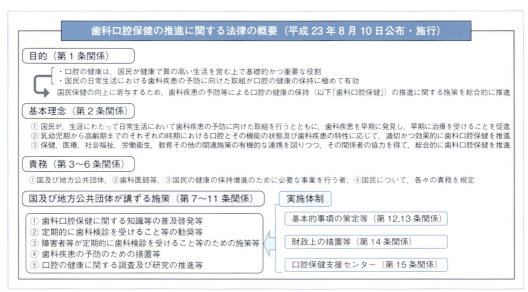

図 7-9　歯科口腔保健の推進に関する法律の概要　　　　　　　　　　　　　　　　（厚生労働省資料を一部改変）

　民保健の向上に寄与することを目的として，「**歯科口腔保健の推進に関する法律**」が制定された（図 7-9）．歯科口腔保健の推進に関する法律第 4 条においては，歯科医師，歯科衛生士，歯科技工士等の歯科医療等業務に従事する者に対して，①歯科口腔保健に資するよう，医師その他歯科医療等業務に関連する業務に従事する者との緊密な連携をはかりつつ，適切にその業務を行うこと，②国および地方公共団体が歯科口腔保健の推進に関して講じる施策に協力すること，の 2 つの取り組みを努力義務として規定している．

　また，翌年の平成 24（2012）年に，歯科口腔保健に関する施策を，総合的に推進するための方針，目標，計画等を定めた「**歯科口腔保健の推進に関する基本的事項**」が示された．この基本的事項では，「歯科疾患の予防」，「生活の質の向上に向けた口腔機能の維持・向上」，「定期的に歯科検診または歯科医療を受けることが困難な者に対する歯科口腔保健」，「歯科口腔保健を推進するために必要な社会環境の整備」のおのおのの視点から具体的な目標等を定めており，これらを達成することにより「口腔の健康の保持・増進に関する健康格差の縮小」の実現を目指すこととしていた．

　さらに，令和 5（2023）年には，「**歯科口腔保健の推進に関する基本的事項（第 2 次）**」が策定され，その計画期間は，健康日本 21（第 3 次）と同様，令和 6（2024）年度から令和 17（2035）年度までの 12 年間であり，令和 15（2033）年度中に最終評価を行う予定となっている．基本的な方針として，基本的事項（第 1 次）を踏襲し，「歯・口腔に関する健康格差の縮小」，「歯科疾患の予防」，「口腔機能の獲得・維持・向上」，「定期的に歯科検診または歯科医療を受けることが困難な者に対する歯科口腔保健」，「歯科口腔保健を推進するために必要な社会環境の整備」の 5 つを掲げている．

歯科技工管理学

3) 保健衛生法規

　国民の健康保持・増進のための政策を実現するために関わりの深い法規について概説する.

(1) 地域保健法 (昭22.9.5　法101)

　地域保健法は, 地域保健対策の推進に関する基本指針, 保健所の設置, その他地域保健対策の推進に関し基本となる事項を定めることにより, 母子保健法その他の地域保健対策に関する法律による対策が, 地域において総合的に推進されることを確保し, もって地域住民の健康の保持および増進に寄与することを目的としている (1条).

　この法律では, 厚生労働大臣は, 地域保健対策の円滑な実施および総合的な推進をはかるため, 「地域保健対策の推進に関する基本指針」を定めなければならないとされている (4条).

　また, 本法律では, 保健所や市町村保健センターについても規定されている.

　保健所は, 都道府県, 地方自治法で定める指定都市, 中核市その他の政令で定める市または特別区が, これを設置することとされている (5条1項). 地域保健に関する思想の普及および向上に関する事項等の14項目について, 企画, 調整, 指導およびこれらに必要な事業を行うこととされており, このなかに歯科保健に関する事項が含まれている (6条).

　市町村保健センターは, 市町村により設置することができるとされ (18条1項), 住民に対し, 健康相談, 保健指導および健康診査その他地域保健に関し必要な事業を行うことを目的とする施設とされている (18条2項).

(2) 母子保健法 (昭40.8.18　法141)

　母子保健法は, 母性ならびに乳児および幼児の健康の保持および増進をはかるため, 母子保健に関する原理を明らかにするとともに, 母性ならびに乳児及び幼児に対する保健指導, 健康診査, 医療その他の措置を講じ, もって国民保健の向上に寄与することを目的としている (1条).

(3) 健康増進法 (平14.8.2　法103)

　健康増進法は, 急速な高齢化の進展および疾病構造の変化に伴い, 国民の健康の増進の重要性が著しく増大していることから, 国民の健康の増進の総合的な推進に関し基本的な事項を定めるとともに, 国民の栄養の改善その他の国民の健康の増進をはかるための措置を講じ, もって国民保健の向上をはかることを目的としている (1条).

　前述のとおり, 「21世紀における第2次国民健康づくり運動 [健康日本21 (第2次)]」の根拠となる法律である.

（4）歯科口腔保健の推進に関する法律（平23.8.10　法95）

　　歯科口腔保健の推進に関する法律は，口腔の健康が国民が健康で質の高い生活を営むうえで基礎的かつ重要な役割を果たしているとともに，国民の日常生活における歯科疾患の予防に向けた取り組みが口腔の健康の保持にきわめて有効であることから，歯科疾患の予防等による口腔の健康の保持（歯科口腔保健）の推進に関し，基本理念を定め，国および地方公共団体の責務等を明らかにするとともに，歯科口腔保健の推進に関する施策の基本となる事項を定めること等により，歯科口腔保健の推進に関する施策を総合的に推進し，もって国民保健の向上に寄与することを目的としている（1条）．

（5）学校保健安全法（昭33.4.10　法56）

　　学校保健安全法は，学校における児童生徒等および職員の健康の保持増進をはかるため，学校における保健管理に関し必要な事項を定めるとともに，学校における教育活動が安全な環境において実施され，児童生徒等の安全の確保がはかられるよう，学校における安全管理に関し必要な事項を定め，もって学校教育の円滑な実施とその成果の確保に資することを目的としている（1条）．

（6）高齢者の医療の確保に関する法律（昭57.8.17　法80）

　　高齢者の医療の確保に関する法律は，国民の高齢期における適切な医療の確保をはかるため，医療費の適正化を推進するための計画の作成および保険者による健康診査等の実施に関する措置を講じるとともに，高齢者の医療について，国民の共同連帯の理念等に基づき，前期高齢者に係る保険者間の費用負担の調整，後期高齢者に対する適切な医療の給付等を行うために必要な制度を設け，もって国民保健の向上および高齢者の福祉の増進をはかることを目的としている（1条）．

　　平成20（2008）年4月から従来の老人保険制度が廃止され，主に75歳以上を対象とした公的医療保険である後期高齢者医療制度が始まった．

5　在宅歯科医療

1）在宅医療の国の動向

　　急速な少子高齢化の進展に伴い，いわゆる団塊世代が後期高齢者となる2025年には，75歳以上人口の割合が18％を超えると予測され，認知症患者や高齢者のみの世帯も増加していくことが考えられる．一方，多くの国民が，人生の最終段階になっても，病状が安定している限りは自宅で療養することを望んでいる．このことから，在宅医療と介護の需要はさらに増加することが見込まれ，将来を見据えた医療・介護提供体制の構築が大きな課題となっている（図7-10）．

　　こうした状況を受け，平成26（2014）年に「**地域における医療及び介護の総合的**

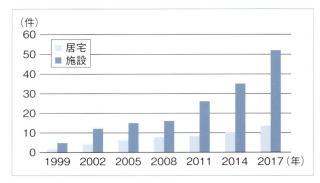

図7-10　1歯科診療所あたりの歯科訪問診療実施件数の年次推移
1歯科診療所あたりの歯科訪問診療の実施件数は増加しており，特に，居宅よりも施設において増加傾向が著しい．
(厚生労働省「医療施設静態調査」より)

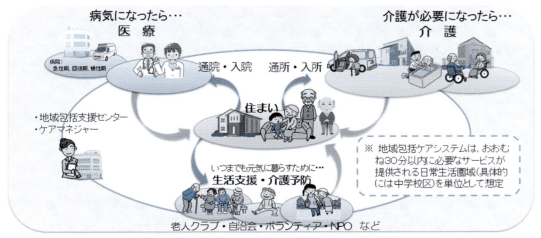

図7-11　地域包括ケアシステムの姿
(厚生労働省資料を一部改変)

な確保を推進するための関係法律の整備等に関する法律（平26.6.25　法83，**医療介護総合確保推進法**）」が制定され，医療法や介護保険法等の関係法律の改正を行い，医療・介護サービスを一体的に提供するための制度改革を進めることになっている．

このなかでは，病院の病床機能の分化・連携を進めるとともに，入院から在宅への流れのなかで在宅医療の充実をはかり，病気になっても可能な限り住み慣れた生活の場において，必要な医療・介護サービスが受けられ安心して自分らしい生活を実現できるよう，**地域包括ケアシステム**を構築することを目指している（図7-11）．

在宅医療は，通院が困難な患者に対して，病院や診療所ではなく，自宅などの生活の場において提供されるものであり，介護サービスとの連携をはかり，地域全体での支援体制を充実する必要がある．このため，歯科医師，歯科衛生士，歯科技工士等の歯科医療業務従事者は，医師，薬剤師，看護師，介護支援専門員その他の専門職との連携のうえ，積極的な関与のもと，患者・利用者の視点に立って，サービス提供体制を構築することが求められている．

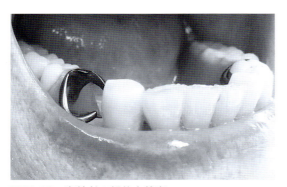

図7-12 高齢者の部分床義歯
支台歯が脱離したままで放置されている.

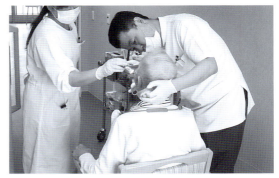

図7-13 制約された環境での歯科診療
ヘッドレストのない椅子で懐中電灯の明かりで診療を行っている.

2) 在宅歯科診療の現状と歯科技工士の役割

　通院困難な要介護高齢者の増加により，在宅歯科診療のニーズはますます高まっている．高齢者にとって，口から食べる機能の維持，回復は，栄養の確保やQOLの向上に欠かせない要件である．特に高齢者では義歯装着者が多いことから，義歯の管理は重要である．

　しかし，居宅や施設でみられる義歯にはさまざまな問題を有している場合が多い．要介護高齢者のほとんどは自力での口腔清掃が困難で，また降圧剤，精神薬などの多剤の服薬により唾液が減少し自浄作用が低下している．そのため，齲蝕や歯周病が急速に進行し，部分床義歯の支台歯が脱落したまま放置されている症例なども多い（図7-12）．さらに，脳血管障害などの全身疾患発症により，大幅な体重の減少や救命処置を契機に義歯が外されたことが原因で，義歯周囲組織の廃用性萎縮や形態変化が起こり，義歯が不適合や装着できないまま経過している症例も見受けられる．

　このような症例に対して実際に在宅で歯科診療を行うには，多くの制約がある．高齢者の全身状態を考慮すれば，診療時間はできるだけ短く，かつ，少ない回数で終了しなければならない．できれば即日である程度の機能回復が期待される．しかし，歯科診療所と異なり，在宅では照明や患者の頭位固定が不十分で，使用できる器材が限られるなど，不利な環境での診療となる（図7-13）．一般に高齢者は新たなことに慣れにくいということもあり，新義歯を製作するよりも，使用中義歯を修理，調整して，即日での咀嚼機能の回復をはかるといった治療方針が選択され場合が多い．このような場面では，歯科技工士が歯科医師に同行して，人工歯や線鉤の追加をはじめとする義歯修理やリライン時の研磨などでサポートすることは，在宅診療の質の向上と効率化に大きく関わる．

　以上のように，チーム医療の一員として，歯科技工士が訪問・在宅診療に関与することが大いに期待されている．そのためには関連職種との連携が円滑に行えるよう，歯科技工士にも医療・歯科医療全般にわたる広い知識を有することが求められている．

6 災害時の歯科医療

1) 災害時の歯科医療救護

　災害時の歯科医療救護を論じるうえで，1995年1月17日に発災した阪神・淡路大震災を忘れることはできない．この震災では，死者6,433名，行方不明者3名，重傷者10,683名，軽傷者33,109名という人的被害をもたらした．地震の直接的な被害から免れ，避難所生活を始めた被災者は，やがて「食べること」の重要性を再認識させられることとなった．物資輸送路が次第に回復し，食糧が配給されるようになっても，大半は固くなったおにぎりと乾パンで，歯科的な問題を抱える人にとっては，適切な食物とはいえなかったのである．一方で，水不足から口腔衛生を良好に保つのが困難になり，口内炎を訴える人も増加した．被災者からの歯科医療の要求は，発災2日後から出始めていたが，その声は行政に届かず，「避難所からの要望がない」という理由で，多くの歯科医師や歯科衛生士からの歯科ボランティア活動の申し出が，事実上，断られていたという．発災4，5日目には，他府県から多くの歯科医療従事者が被災地に入り，現地の歯科医師らと協力して，自主的な歯科ボランティア活動が行われた．約75%の診療所が再開するのに2カ月半を要し，その間に延べ3,700人を超える被災者が仮設診療所や巡回診療で治療を受けた．特に高齢被災者からは，仮設診療所や巡回診療で義歯を新調したいという強い要望があったが，地元の歯科診療所や歯科技工所への診療妨害，営業妨害になるという声もあったという．

　歯科診療の状況は，修復・補綴系の処置が必要な受診者が約50%，そのなかでも義歯の新調，修理が必要な受診者が18.4%に達していた（図7-14）．これらの診療を行うには歯科技工士との協働が不可欠であるが，多くの歯科技工所も被災し，復旧までに時間を要したことを考慮すべきであろう．

　岡崎ら（1995）は，被災地における歯科医療を円滑に進めるために，口腔疾患に対するニーズの推移を予想し対応することが重要であると提言している．歯科技工の需

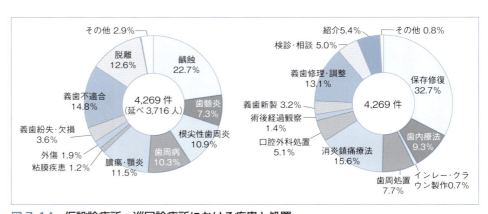

図7-14　仮設診療所・巡回診療所における疾患と処置

（兵庫県病院歯科医会：阪神・淡路大震災と歯科医療．1996．より改変）

7. 口腔と全身の健康管理

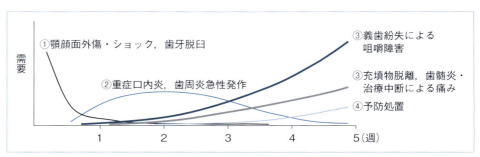

図 7-15　口腔疾患に対するニーズの推移の予想
(岡崎好秀, 下野 勉:被災地における歯科医療の問題と提言─阪神大震災における歯科診療を経験して─ (2). 歯界展望 86(6):1343-1349, 1995. より改変)

要は, 発災後, 一時的に減少する可能性があるが, この間に, 1〜2週後には需要が増加することを予想し (図 7-15), 可及的に歯科技工所も復旧させることが重要である. 歯科医療圏を平時の状況に復旧させるためには, 歯科技工所の復旧は不可欠である.

2) 災害時における歯科技工士の役割

災害時に歯科医療従事者には, ①緊急時の医療救護, ②歯科的個人識別, ③慢性期の歯科医療救護が行える (表 7-1). 被災者に対し各人が行えることを行うのが災害時の救護活動の原則であることを認識し, 日頃から準備や訓練を行っておくことが望まれる.

緊急時の医療救護活動には, トリアージ*や緊急時の救命, 外傷など口腔外科領域の傷病への対応があるが, 急性期における医療救護所での対応には, 受付業務やバイ

表 7-1　災害時の歯科医療従事者の役割

いのちを救う医療	緊急時医療救護 (急性期の対応)	・トリアージ (の補助) ・救命救急処置の補助 ・口腔顔面外傷の処置
人としての最期の医療	歯科的個人識別 (身元不明遺体の個人識別)	・遺体の歯科検査 ・生前歯科情報の整理・管理 ・照合・異同判定
生きる力を支える医療	慢性期の歯科医療救護 (避難所での歯科医療・口腔ケア)	・(暫間的な) 歯科治療 ・歯科保健 (心のケアを含む口腔ケア) ・歯科相談 (食事形態を含む)

(岩原香織, 都築民幸:大規模災害と歯科医師. 日本歯科大学校友会・歯学会会報, 34(3):13-16, 2008. および岩原香織, 都築民幸:災害歯科医療, 災害歯科医学を再考する. 日歯会誌 68(12), 1149-1155, 2016. より改変)

*トリアージ:災害など医療資源に制約がある状況下で多数の傷病者が発生した場合に, 傷病者を重症度と緊急性によって分別し, 治療や搬送の優先順位を決定する方法. 災害現場で行われる一次トリアージは, その後に医師が診断し治療を行うという前提のもとに優先順位を決定するものであるので, 研修を受けた医師以外の医療従事者が行うことに違法性はないとされる.

歯科技工管理学

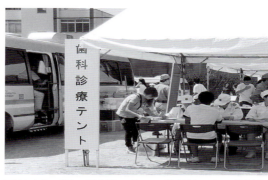 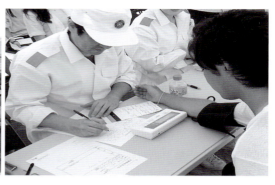

図 7-16, 17　災害時における歯科技工士の役割①
医療救護所受付で受付業務と被災者のバイタルチェックを行う（平成 22 年度東京都・文京区合同総合防災訓練）．

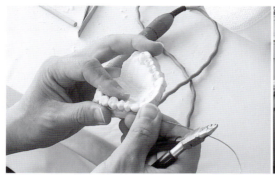 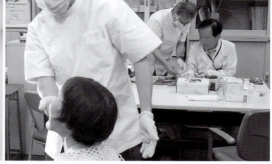

図 7-18　災害時における歯科技工士の役割②
医療救護所で顎骨骨折患者の暫間固定のためのシーネを製作する（平成 24 年度川口市総合防災訓練）．

図 7-19　災害時における歯科技工士の役割③
避難所で即時暫間義歯を製作する（平成 19 年度川口市総合防災訓練）．

タルチェック，外傷対応など，マンパワーが必要である（図 7-16 ～ 18）．また，咀嚼障害など歯科補綴領域の患者への対応には歯科技工士の存在は欠かせない（図 7-19）．さらには身元不明死体の個人識別などに際しても，歯科医学の知識がある補助者は必須である．

　2011 年 3 月 11 日に発災した東日本大震災を経験して，私たち医療従事者は改めて，適切な支援活動を適切な時期に適切な場所で行うには，災害の種類，フェーズ，被災状況に適した災害対策を，ロジスティクス**，後方支援を含め，常に考えておくべきであることを再認識した．私たちは歯科医療従事者として，震災時に被災者への歯科的な支援活動が行えるよう，日頃から考え，具体的な準備をしておかなければならない．

****ロジスティクス**：必要な人的資源や物的資源の確保，管理，供給までの物流的な業務と，設備維持体制までを含む広範な領域の活動をさす概念．軍事用語の「兵站」から派生して用いられるようになった用語である．

介護保険制度について

大島克郎

わが国の介護保険制度は，平成9（1997）年12月に成立した介護保険法に基づき，平成12（2000）年4月から実施されている．介護保険制度は，加齢に伴って生じる心身の変化による疾病等により，介護を要する状態となった者を対象として，その人々が有する能力に応じ，尊厳を保持したその人らしい自立した日常生活を営むことができることを目指しており，この実現のため，必要なサービスが給付されるものである．

介護保険制度の保険者は，国民に最も身近な行政単位である市町村または特別区である．また，被保険者は，65歳以上の第1号被保険者と，40歳以上65歳未満の医療保険加入者である第2号被保険者とに区分される．

介護保険の給付を受けることができる者は，**要介護者または要支援状態**と判断された場合である．この**要介護等**の状態にあるかどうかは，市町村等に設置される介護認定審査会において審査が行われる．介護認定審査会の結果は，①要介護1～5，②要支援1，2，③非該当に区分される．

なお，歯科訪問診療においては，通常の治療同様に，抜歯や義歯の製作等が行われるわけであるが，これらの費用は，介護保険ではなく医療保険で給付することになる．ただし，居宅の要介護者等に対する歯科医師等による指導管理については，居宅療養管理指導のように，介護保険の給付により行うものもある．居宅療養管理指導を行った場合には，介護支援専門員（ケアマネジャー）に報告する．

介護支援専門員とは，介護保険法第7条第5項で規定されており，要介護者または要支援者からの相談に応じ，要介護者等がその心身の状況等に応じ適切な介護サービスを利用できるよう，市町村やサービス事業者等との連絡調整等を行う者で，要介護者等が自立した日常生活を営むのに必要な援助に関する専門的知識および技術を有する者として介護支援専門員証の交付を受けた者である．

8 情報リテラシー

到達目標

① コンピュータを構成する基本的装置の名称を列挙できる.

② ワープロソフト,表計算ソフトおよびプレゼンテーションソフトを使用できる.

③ ソフトウェアの使用上のルールとマナーについて説明できる.

④ 電子メールの送信,受信および転送ができる.

⑤ インターネットのブラウザ検索ソフトで,ウェブサイトにアクセスできる.

⑥ ネットワークセキュリティと使用上のマナーについて説明できる.

1 ハードウェア

1) コンピュータの構成

個人が利用するコンピュータのことを**パーソナルコンピュータ**とよび,PC と略すことが多い.PC は,卓上で使用するデスクトップ PC(図 8-1)と,持ち運ぶことを前提としたノート PC に大別できる.

デスクトップ PC の本体(図 8-1-A)内には,コンピュータの頭脳にあたる **CPU**(central processing unit; シー・ピー・ユー:中央処理装置),作業用の記憶領域である **RAM**(random access memory; ラム:随時アクセスメモリ),データを本体内に保存するための **HDD**(hard disk drive)や **SSD**(solid state drive)などが備わっている.

PC の基本的な入力装置は,**マウス**(図 8-1-B),**キーボード**(図 8-1-C)であるが,双方向の音声映像通信や音声認識のための音声マイクやカメラが接続されることも多い.また,タッチした位置を入力できるタッチパネルやタッチパッド,紙の書類や写真を読み込むためのスキャナーも,PC の入力装置として広く普及している.歯科技工用の PC には,3 次元の位置情報や方向を指定でき,さらにバーチャル空間内の物体に触ったときの硬さもフィードバック(出力)される**3 次元触力覚デバイス**(図 8-2)や,物体の 3 次元データを入力するための**レーザースキャナー**(図 8-3,4)が接続されていることもある.また,デジタル化された歯科診療(デジタルデンティストリー:デジタル歯科)では,患者の歯や歯列などの 3 次元データを入力するための**口腔内スキャナー**が用いられている.

PC の基本的な出力装置は,**ディスプレイ**(図 8-1-D),**プリンター**,**スピーカー**

8. 情報リテラシー

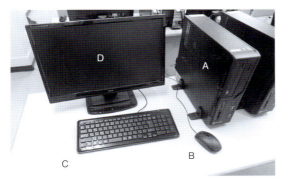

図 8-1　デスクトップ PC
A：本体，B：マウス，C：キーボード，D：ディスプレイ

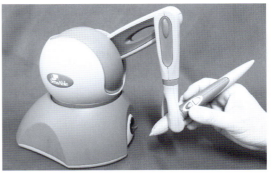

図 8-2　3 次元触力覚デバイス
ペン型の部分を動かすと，その 3 次元的な位置と方向を PC に入力できる．特定のソフトウェアと組み合わせると，バーチャル空間内の物体に触ったときの硬さを感じることもできる．

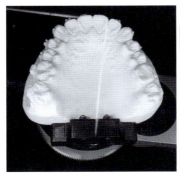
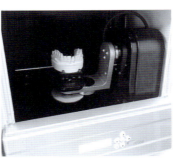

図 8-3, 4　物体の 3 次元データを入力するためのレーザースキャナー
レーザー光を当てて精密に形状をスキャンできる．

である．歯科技工用の PC では，石膏や樹脂を積み重ねて造形する **3 D プリンター**や，材料のブロックを設計図どおりに削り出して技工物などを直接製作する**ミリング（切削加工）装置**が，出力装置として大きな力を発揮している．

2) 歯科医療におけるデジタル化

　近年，歯科医療においてもデジタル化が急速に進んでいる．最初に実用化，普及したのは電子カルテとレセプトコンピュータ，いわゆるレセコンといえるだろう．以前は紙のカルテに診療録を記載し，保険診療を行った際に医療機関が診療報酬を請求するために作成する診療報酬請求明細書（レセプト）も紙で作成されていた．近年では多くの歯科診療所や病院歯科で，電子カルテやレセコンによる電子レセプトが活用されている．

　次に歯科で普及したのがデジタルのデンタルエックス線撮影である．CT（computer tomography；コンピュータ断層撮影）や MRI（magnetic resonance imaging；核磁気共鳴画像法）のように，もともとデジタルデータを扱う装置は最初からデジタル化されていたが，歯科用エックス線撮影（デンタルエックス線撮影）は，他のエックス線撮影に比べて最近までデジタル化が進まなかった．現在では小型のエックス線セン

サーが普及し，多くの歯科診療所で歯科用デジタルエックス線撮影を行っている．また，歯科用インプラントや歯周治療，歯内治療に用いるために，口腔内という小さな領域の断層撮影を行う歯科用CT装置も普及しており，歯科医療のデジタル化が進んでいる．

3) 歯科技工におけるデジタル化

歯科医療の中で最もデジタル化が進んでおり，その成果が期待されているのは歯科技工の領域だろう．精度，費用，技術面の課題はまだまだあるが，印象採得は**口腔内スキャナー**による光学印象で（図8-5），技工物の設計は**CAD**（computer-aided design；キャド：コンピュータ支援設計）用のソフトを用いてPC上で（図8-6，7），模型や技工物の製作は**CAM**（computer-aided manufacturing；キャム：コンピュータ支援製造）として3Dプリンター（図8-8）やミリング装置（図8-9，10）のような工作機械で行えるようになってきた．

また，歯科技工におけるデジタル化は，今までアナログで実施してきた技工操作をデジタル化するだけにとどまらない．たとえば，患者のCTデータから上顎骨，下顎骨，顎関節，咬合状態まで再現させた模型を製作し（図8-11，12），外科矯正手術のシミュレーションを行うことができるようになってきている．また，患者の頭蓋骨模型から，患者の下顎骨形態に合わせた補強金属をあらかじめ製作しておけば，悪性

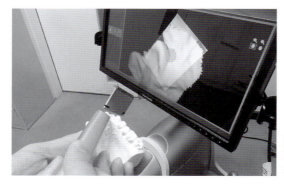

図8-5 **口腔内の3次元データを入力するための口腔内スキャナー**
写真では模型の3次元データを入力している．

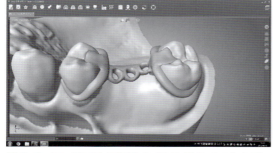
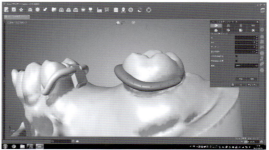

図8-6，7 **技工物の設計をCAD用のソフトを用いてPC上で行っている画面例**
（東京医科歯科大学歯学部口腔保健学科口腔保健工学専攻 上條真吾助教のご厚意による）

8. 情報リテラシー

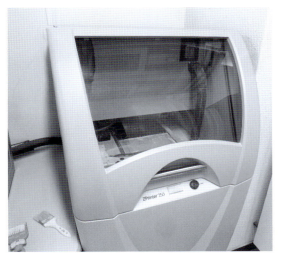

図 8-8　3次元データから石膏模型を製作する3Dプリンター

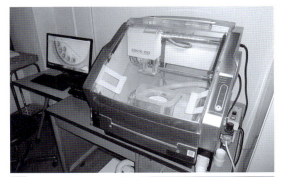

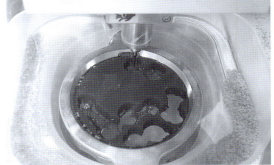

図 8-9, 10　材料のブロックを設計図どおりに削り出して技工物などを直接製作するミリング装置

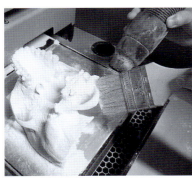
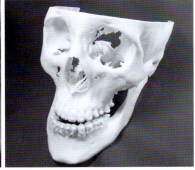

図 8-11, 12　患者のCTデータをもとに，外科矯正手術のための頭蓋骨模型を，図 8-8 の 3D プリンターで製作した
(東京医科歯科大学歯学部口腔保健学科口腔保健工学専攻 上條真吾助教のご厚意による)

　腫瘍を下顎骨の一部とともに区域切除した後に，患者に適合した補強金属を短時間で装着できるようになる．これにより手術時間の大幅な短縮が期待できる．歯科技工のデジタル化技術は，CTやMRI画像から患者本人の臓器や血管の形状を忠実に再現させることにも応用できるため，手術前のシミュレーションや移植・埋植の事前準備など，歯科医療に限らず広く医療一般に活用可能である．今まではできなかったこと，思いもよらなかったことを実現させる潜在的な可能性を秘めている．

歯科技工管理学

2 ソフトウェア

1) ソフトウェア使用上のルール，マナー，セキュリティ

　PC はソフトウェアによって動作しているが，ソフトウェアは大きく分けて **OS**（operating system: 基本ソフト）と**アプリケーションソフト**（応用ソフト）に大別される．OS は PC のハードウェア上で，アプリケーションソフトを動作させるために必要なもので，Microsoft® Windows や Mac OS® などが代表的な OS である．アプリケーションソフトとは，ワープロ，表計算ソフト，プレゼンテーションソフトなど，ユーザーが主に実際の作業に使用するソフトウェアをさす．

　近年ではコンピュータウィルスによる攻撃が多く報告されており，PC を利用する際は**ネットワークセキュリティ**に十分注意をはらう必要がある．ここでは，PC を業務で利用する際の注意点を挙げる．

　①**OS のアップデート**（更新）を定期的に行い，最新状態を維持すること．

　②**ウィルス対策ソフト**を導入し，その**ウィルス定義ファイル**を更新して，最新状態を維持すること．

　③ウィルス対策を行っていない PC と同じネットワークに接続しないこと．

　④電子メールに添付された不審なファイルや，電子メール本文内の不審なリンク先は開かないこと．

　⑤不審な Web サイトを閲覧しないこと．

　また，違法に複製されたソフトウェアを使用したりダウンロードしたりすることは犯罪であり論外だが，無償ソフトであっても，著作権者の使用許諾条件を逸脱すると著作権法違反に問われる．無料で試用した後で料金を支払うルールのソフトウェアを**シェアウェア**というが，ソフトウェアに関わる文化の発展のためにも，シェアウェアを定められた試用期間を過ぎて継続使用する場合は必ず料金を支払うべきである．

2) ワープロソフト

　レポートや論文のみならず，現代社会における文書は**ワードプロセッサ**（ワープロ）で作成されることが多い．現在は，マイクロソフト社製の Microsoft® Word（マイクロソフト・ワード：MS ワード）がその代表的なものであり，ほぼ世界標準ワープロといえるだろう．今後，ほかのワープロソフトが主流になったとしても，MS ワードでの文書作成に慣れていればすぐに対応できる．小，中，高校でワープロを使用してきた読者も多いと思われるが，ワープロが苦手，ワープロのほうが時間がかかると思っている人は，次の点に注意し，今後文書作成をする際の時間短縮に役立ててほしい．

　タッチタイピングはできるだけ早くマスターする．キーボードの文字をみずにタイプすることをタッチタイピングというが，これができるとできないとではワープロに

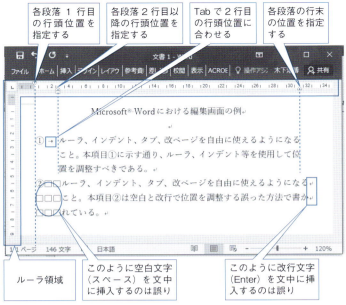

図 8-13　Microsoft® Word における編集画面の例
①ではルーラ，インデント，Tab を使用して正しく文字位置を指定できている．②では改行文字や空白文字で文字位置を指定してしまっており，ワープロを誤って使用している．

よる文章作成効率は大違いである．タッチタイピングの練習のためのさまざまなフリーソフトも入手可能である．

　ルーラ，インデント，タブ，改ページを自由に使えるようになること．ワープロは単なる清書のためのものではない．ワープロの誤った使用法として，字下げや左揃え，右揃えのために空白文字を並べる例をみることがあるが，文字を挿入するたびに行頭，行末が乱れてしまい，ワープロを使っている意味がない．図 8-13 に示すとおり，ルーラ，インデント，タブ，左・右・中央揃えを利用すべきである．

3) 表計算ソフト

　表計算ソフトは，予定表作成，在庫管理，実験データの統計処理など，多くの数値データ，文字データを管理・処理するために用いられる，多機能で便利なソフトウェアである．無数の電卓が相互に関連づけられて一覧表のように並んでいるようなものと考えてよい．1つの枠のことをセルとよぶ．セルには数値や文字のみならず，演算式や関数を入力することができる．また，セルの範囲を指定することによって，その範囲の数値群をもとに，グラフを作成することもできる．

　図 8-14 に，表計算ソフトの代表格である Microsoft® Excel®（マイクロソフト・エクセル）で，積み上げ面グラフを作成した例を示す．エクセルでは，作表，表計算，グラフ作成のみならず，統計処理，大量データ処理，プログラミングも可能であ

歯科技工管理学

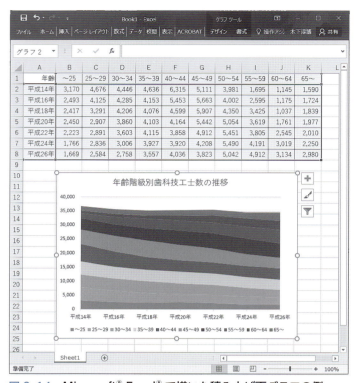

図 8-14　Microsoft® Excel® で描いた積み上げ面グラフの例
（データは「平成 26 年衛生行政報告例の概況（厚生労働省）」より）

り，エクセルを用いた書式やプログラムも多く公開，販売されている．エクセルの使い方については非常に多くの書籍や Web サイトが出版，公開されているので，自分の使用するエクセルのバージョンに合わせ，目的に応じて参照すると便利である．

4）プレゼンテーションソフト

　　プレゼンテーションソフトは，講義やセミナー，学会などで口演する際に，PC の画面をプロジェクタなどで聴衆にみせるためのソフトウェアである．以前は 35 mm のポジフィルムをマウントとよばれる硬い枠に入れて写真スライドにし，スライド投影機でスクリーンに投影していた．その名残で，プレゼンテーションソフトで作成した画像やファイルを「スライド」とよぶことが多い．現在は，マイクロソフト社製の Microsoft® PowerPoint®（マイクロソフト・パワーポイント）がプレゼンテーションソフトの代表的なものである．すでに使用したことのある読者もいるだろう．ワープロと同様，スライド作成に時間がかかってしまう場合の多くは，スライド作成の本質的な部分よりも，図形や写真の位置や大きさを揃えたりする，本質的でない部分に時間がかかってしまっている．使用する際は，「Ctrl-A，-Z，-Y」「書式のコピー」「グループ化」「グリッドに吸着」「整列」を活用して効率的に作業してほしい．

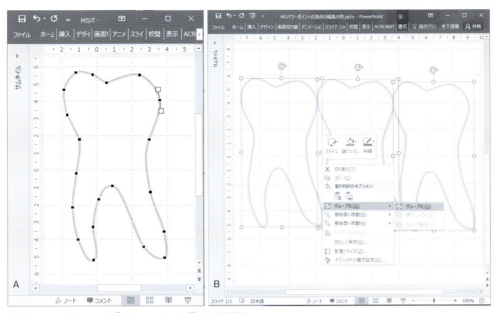

図 8-15　Microsoft® PowerPoint® の画面例
A：「曲線」描画と「頂点の編集」機能で下顎大臼歯の外形を模式的に描いた．頂点の編集では，頂点を中心にカーブをなめらかにしたり，その曲がり具合を調整したりできる．B：多くの図形をまとめて扱いたいときは「グループ化」機能を活用する．

　図 8-15 にパワーポイントの「曲線」描画と「頂点の編集」機能で下顎大臼歯の外形を模式的に描いた例（A）と，その図形を複製してグループ化する例（B）を示す．「曲線」と「頂点の編集」を用いると，絵があまり得意でなくても自由自在に絵を描くことができる．パワーポイントにはアニメーション機能や動画作成機能，動画ファイルや Web サイトへのリンク機能もある．単なるプレゼンテーションファイル（スライド）の作成にとどまらず，e ラーニング用の講義動画の作成や，簡易的な映像演出を行うプロジェクションマッピングのようなコンテンツの作成も可能である．パワーポイントの使い方についても多くの書籍が出版されているので，必要に応じて参照されたいが，ヘルプ機能を活用すれば，基本的操作にマニュアルは不要であろう．

5）電子メール

　電子メールとは，狭義にはメールサーバを介して情報を送受信する通信手段のことであるが，広義には携帯電話やスマートフォンなどの携帯端末のショートメッセージなども電子メールに含めることができる．PC とメールサーバを介した電子メール（以下，単に「メール」）では，電子ファイルを添付することもでき，時間を選ばず多くの相手に情報を伝達することができる．すでに多くの読者がメールを利用していることと思うが，送る側と受ける側の状況や認識の違いにより，行き違いが生じたり，受信者に苦労をかけてしまったりすることもある．ここでは，業務で電子メールを利用する際の注意とマナーを列挙する．

歯科技工管理学

①件名は必ず書き，件名だけで，できるだけ用件が伝わるように心がける．人によっては毎日 100 通以上のメールを受信し，すべてに対応しなければならない．件名だけを読めばおおよその内容がわかるようにする配慮が必要であろう．

　　良い例：企画会議 9/26　10：00 に日程変更

　　悪い例：こんばんは　○○です．

②署名は必ず書く．業務でのメールであれば，署名には電子メールアドレス以外に，住所，電話番号，所属など，別の通信手段でのアクセス方法を明記する．電子メールに対しては電子メールで返信するのが通常だが，すぐに電話で直接話したい場合もあるし，物品を郵送したい場合もある．電子メールを受信したのであれば，別途電話帳，住所録，名刺を検索することなく次のアクションをしたいものである．

③返信する際は，もとのメールを引用して返信する．多くの人を相手に，多くのメールに同時進行で対応しなければならない人も多い．もとのメールを引用せず，単に「了解しました．ご提案のとおりでお願いします．」だけ返信したのでは，何の件をいっているのか受信者にわからないこともある．

④送信する前に読み直す．誤字脱字や変換ミスを防ぐ意味もあるが，このメールで誤解なく伝わるかどうかを確認する意味でも重要である．

6) インターネットブラウザによる検索

Web サイトのインターネット上の位置は URL（uniform resource locator）で特定できるようになっており，通常は「http://」や「https://」で始まる．Web サイトを構成する Web ページは Hyper Text Markup Language（HTML）という，Web ページを記述するための言語で書かれており，Web サーバとよばれるサーバ上に置かれている．Web サイトにインターネットを介してアクセスし，PC 画面などに Web ページを表示させるソフトウェアをインターネットブラウザまたは Web ブラウザという．主なものとして，Microsoft Edge®，Mozilla® Firefox®，Google® Chrome，Safari® などがある．「ホームページ」とは，本来 Web ブラウザ起動時に表示される Web ページのことをいうが，Web サイトのメインページのことをホームページとよぶこともあり，最近では Web ページのことをすべてホームページとよぶことも多く，「ホームページ」という言葉の誤用とはいえない状況になってきた．

図 8-16 に，全国歯科技工士教育協議会のメインページと，その Web ページを HTML で記述したもの（HTML ソースコード）を示す．簡単なツールや一部のブラウザを用いるとオリジナルの Web ページを作成することもできる．オリジナルの Web ページを作成して公開する際は，後述する SNS 利用上の注意と同様，他者の基本的人権，プライバシー権，著作権，肖像権などを侵害しないよう，十分注意すること．

8. 情報リテラシー

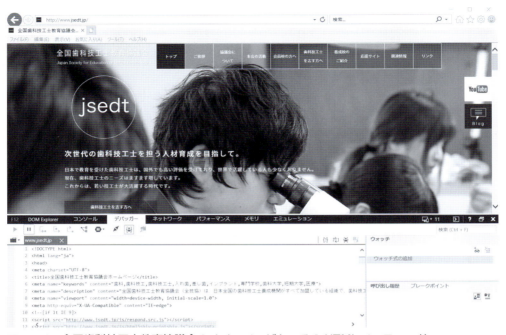

図 8-16　全国歯科技工士教育協議会のメインページと，その HTML ソースコード
多くの Web ページは HTML で記述されているが，利用する側がそれを意識する必要はない．

7）ソーシャルネットワークサービス（SNS）利用上の注意

　SNS とは，Social network service の略で，Microsoft Teams，Slack，X（旧 Twitter），Facebook，LINE，Instagram，YouTube，TikTok，mixi など，インターネットを介して情報交換が可能な手段のことをさす．離れた場所にいる複数の仲間との情報交換には非常に便利で，読者のほとんどはすでに利用していることだろう．言論活動やコミュニケーション活動は尊重されるべきであるが，法令違反があれば刑事罰に問われることもあり，民事訴訟になる場合もある．SNS を利用する場合は，このことを十分に自覚し，学生として品位ある態度をとることが望ましい．

　ここでは，SNS を利用する際のリスクを回避するための一般的注意事項を挙げる．

　①友人どうしの場合でも，誹謗中傷，公序良俗に反する言動をしないこと．本人も友人も知らない間に発言が拡散してしまい，厳しい批判を受けることがある．俗にいう「炎上」である．

　②他者の基本的人権，プライバシー権，著作権，肖像権などを侵害しないこと．旅先の写真や動画を公開する場合は一緒に映り込んでしまっている他者が特定されないかどうか十分注意すること．

　③機密情報や講義・実習中に知り得た秘密を発信しないこと．また，将来歯科技工士として業務する際は，医療機関で患者の個人情報に触れる機会もある．医療機関利用者について発言，掲載することは，親戚，友人に対してであっても絶対にしてはな

117

らない．歯科技工士には歯科技工士法にて守秘義務が課せられているので，SNS 利用時に限らず，業務上知り得た人の秘密を漏らしてはならない．

④自分自身の個人情報の取り扱いに十分留意すること．匿名で発言しても，個人が特定され，実名とともに拡散して炎上する場合がある．万一実名がわかったとしても問題のない発言を心がけること．一度インターネット上に公開された情報は，閲覧者などによりほかのサーバに複製されるため，完全に削除することはできない．

⑤批判されたり攻撃を受けたりした場合は，冷静に対応する．他者の発言に対し，自分が気分を害したり，怒りを覚えたりしたとしても，一時の感情で発言せず，発言する前に十分に吟味し，落ち着いてから発言する．

コミュニケーション

到達目標

①コミュニケーションの定義を説明できる.
②コミュニケーションの種類を分類できる.
③正しい言葉づかいで会話できる.
④適切な伝達法を選択できる.
⑤適切な電話応対を実践できる.
⑥医療従事者として適切な身だしなみを身につける.
⑦一方通行と双方通行のコミュニケーションを説明できる.
⑧グループワークを実施できる.
⑨環境設定の重要性を説明できる.
⑩傾聴のスキルを身につける.
⑪承認のスキルを身につける.
⑫質問法のスキルを身につける.

　「コミュニケーション」という言葉は,私たちの日常生活においてさまざまな場面で使われている.また,家族や友人との日常生活では全く意識せずにコミュニケーションが行われている.

　将来,歯科技工士として接する相手は,同僚はもちろん,歯科医師,歯科衛生士などの他職種や患者が挙げられる.特に患者やその家族,またその人たちをとりまく人々を対象とした場合,一般的なコミュニケーションとは違った知識やスキル,一定のルールが必要となる.

　そこで,この章ではコミュニケーションの定義,分類をはじめ,社会人として,また医療人として良好なコミュニケーションを行うためにどうするかを学んでいただきたい.

1 コミュニケーションの概要

1) コミュニケーションの定義

　コミュニケーションの定義にはさまざまな表現があるが,多くの定義に共通しているのは「コミュニケーションは,一連の共通ルール（共通言語）に基づいた発信者

（送り手）と受信者（受け手）との間の情報の移動である」という考え方である．加えて「コミュニケーションは一方向の一連の現象ではなく，相互交流的で絶えず変化し続けるプロセスである」という特徴が挙げられる．

さらに，ここで知っておいていただきたいコミュニケーションの特徴を取り上げる．

①コミュニケーションはシンボルを介して行われる：私たちのコミュニケーションは，すべてシンボルを介して行われている．シンボルとはある情報を与えるしるしのことであり，言葉，行為，物などを示す．言葉だけではなく，持ち物や服装もシンボルである．病院で白衣を着ていると医療者であろうことがわかるし，高価なものを持っていたり身につけたりしていれば，その人は「裕福である」という情報を与えてくれる．また，会話中に相手の言葉にうなずきながら聴いているのをみれば話をよく聴いていることが受け取れるし，逆に時計をみていれば時間を気にしていることが伝わることからも，行動もシンボルであることがわかる．

②コミュニケーションはせずにいられない：コミュニケーションは，必ずしも意識的に行っている伝達行為のみをさすわけではない．私たちが意図的に発している言葉はもちろんコミュニケーションであるが，それ以外にも，こちらが何気なく行った行動に対して，それをみた相手がそれに対して何らかの意味づけをし反応を示すこともコミュニケーションに含まれる．つまり，必ずしも意図的ではなく，いわば勝手に伝わってしまうものもコミュニケーションなのである．たまたま友人の前で腕組みをしていたら「怒っている」と誤解された，実習生が白衣を着ていたら「先生」と呼ばれた，など，意図があるかどうかということは関係なく，コミュニケーションは起こってしまうということになる（不可避性）．「人はコミュニケーションせずにいられない（One cannot not communicate）」のである．

③コミュニケーションはもとに戻すことはできない：コミュニケーションはプロセスであり，一瞬をとらえた写真のようなものではなく，ビデオのように連続的なものである．また，時間の経過に沿って行われる．一度行われてしまったコミュニケーションは，いくら後から訂正しても「訂正した」という新しいプロセスが加わるだけで，もとに戻すことはできない（不可逆性）．コンピュータならリセットすることができるが，人と人とのコミュニケーションでは，言ってしまった言葉やしてしまった行為を水に流して振り出しに戻すことはできない．また，CDやDVDならば再生することはできるが，一度行われたコミュニケーションをもう一度繰り返すことはできない．

2) コミュニケーションの種類

コミュニケーションの分類はいくつかあるが，ここでは場面による分類と手段による分類を説明する．

9. コミュニケーション

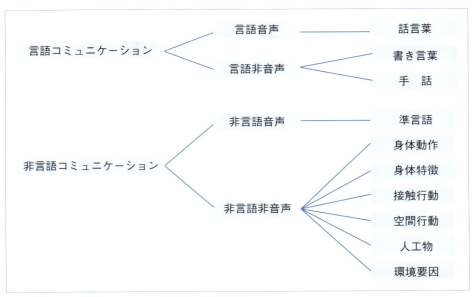

図 9-1　コミュニケーションの手段による分類

(1) 場面による分類

コミュニケーションは，その場面により以下のように分けられる．

①個人内コミュニケーション：自分自身と向き合うセルフコミュニケーション

②対人コミュニケーション：1対1の2者間もしくは3者間でのコミュニケーション

③小集団コミュニケーション：数人の小集団内でのコミュニケーション

④組織内コミュニケーション：職場や学校といった組織内でのコミュニケーション

⑤マスコミュニケーション：テレビやラジオなどのメディアを介して大規模に行うコミュニケーション

そのほかにも，家族間コミュニケーション，地域コミュニケーションなども挙げられる．

(2) コミュニケーションの手段による分類（図 9-1）

コミュニケーションのメッセージを構成する記号には言語と非言語があり，これにより言語コミュニケーション（verbal communication）と非言語コミュニケーション（non-verbal communication）とに分けることができる．

a. 言語コミュニケーション

言語コミュニケーションは，さらに言語音声と言語非音声に分けられる．

a）言語音声

音声を伴う言語を用いたコミュニケーション．いわゆる私たちが普段話している話し言葉をさす．

b）言語非音声

音声を伴わない言語を用いたコミュニケーション．代表的な例として書き言葉が挙げられる．このほかに手話などもこの分類に入る．

b. 非言語コミュニケーション

非言語コミュニケーションとは，言語的情報以外を使って行われるコミュニケーションのことであり，表情・視線・姿勢・しぐさなどさまざまな種類がある．Mehrabian らによれば，メッセージ全体の印象を100％とした場合に純粋に言葉だけによるものは7％，音声と音質の占める割合は38％，表情としぐさの占める割合は55％であったと報告している．「目は口ほどに物を言う」ということわざがあるように，人間がコミュニケーションを行うときの大部分は非言語コミュニケーションに頼っていることを示している．

非言語コミュニケーションは，送り手が意識しているか，いないかに関わらず受け手が意味づけをしてしまうなど，言語コミュニケーションと比較し無意識に行っている場合が多いという特徴がある．

非言語コミュニケーションは，さらに非言語音声と非言語非音声に分けられる．

a）非言語音声

話す内容でなく，話し方のことをいう．たとえば声の音量，高さや抑揚，母音をのばしたり短くするなどを示す．泣いたり，笑ったり，あくびなどの音を含む音声的描写体も含まれる．非言語音声は，**準言語**やパラ言語ともよばれる．

b）非言語非音声

身振りや手振りなどのいわゆるジェスチャーといわれるものがこれにあたる．主に以下の6項目が挙げられている．

①身体動作：ジェスチャー，顔の表情，アイコンタクト，姿勢など
②身体特徴：体格，全体的な魅力，体臭，口臭，身長，体重，髪型や皮膚の色など
③接触行動：なでる，さわる，抱きしめるなど
④空間行動：対人距離，座席行動など
⑤人工物：衣類，化粧，眼鏡，香水，かつら，持ち物など
⑥環境要因：建築様式，室内装飾，照明，温度など
このほか「時間」や「におい」なども説明されている．

c. 非言語コミュニケーションの機能

コミュニケーションのプロセスのなかで非言語コミュニケーションが果たす役割として以下の5つが挙げられる．

①言語メッセージを代用する：言語の代わりにメッセージを伝えること．服装や容貌をみて，相手の年齢や，性別や職業などが判断できる．また，音が出せないような状況では非言語メッセージが言語メッセージの代用をするという役割は重要である．

②言語メッセージを反復する：言語・非言語ともに同じメッセージを発することで

9. コミュニケーション

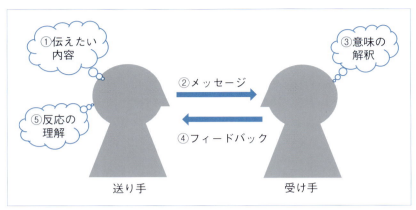

図 9-2　コミュニケーションは相互交流

相手にインパクトを与えたり，伝えたい内容を確実にする．道を聞かれて，「そこを右に曲がって…」と言いながら右の方角を指でさして教えたほうが相手には一層方向がわかりやすくなる．

　③言語メッセージを否定する：言語メッセージと反対のメッセージを非言語で伝えること．これから仕事で大事なプレゼンテーションがあるとして，「全然緊張なんかしていません」と言いながらも，手や額には汗がびっしょり，膝が震えているとしたら，言語メッセージを非言語メッセージが否定していることがわかる．

　④コミュニケーションを調整する：コミュニケーションの始まりや終わりのきっかけとなる状況を発生させる役割をする．相手が話す速度をやや緩め，語尾を長くのばし，自分の目をじっとみたら，次は自分が話す番であることがわかる．

　⑤コミュニケーションを相補する：言語メッセージのもつ内容をさらに詳しくしたり，印象づけるなどして補う．母親の手伝いをした子どもに「えらかったね」と言うだけではなく，にっこりしながら頭をなでることでねぎらいの気持ちが補足される．

3）コミュニケーションの成立過程（図9-2）

　実習中，学生が模型を持って製作中のワックスアップを指さし，手を動かしながら「先生，ここの部分，少し盛ってみました」と聞いてくる．教員は模型を受け取り，確認しながら近心隅角部の形態を修正したんだなと理解する．この種の会話は日常の実習でよくみられる会話であり，ありふれたコミュニケーションの形であるといえよう．このように，送り手が言葉や動作などのシンボルを介してメッセージを送り，受け手がそれを理解する過程がコミュニケーションの基本的な形である．しかし，実際は一方向の過程のみでコミュニケーションが終結することはなく，受け手の受け取ったメッセージの意味の解釈と，その解釈を伝える側にフィードバックするという過程が必要となる．さらには，その反応を最初の送り手が理解してはじめてコミュニケーションは成立する．先の会話では，教員が「そうですね，近心隅角は遠心に比べ張り

歯科技工管理学

出していますからね，これでいいでしょう」と学生の問いかけを理解し，解釈した内容を返答することとなる．学生は「はい，わかりました」と返す．

通常の会話では，ほとんどが「メッセージの伝達→意味の解釈→フィードバック」という形式をとっている．先にも書いたように，メッセージは送り手の意図としないことが伝達されたり，間違った解釈がされたりすることがある．この回路のどこかに不十分なところがあると，伝えようとしている内容が理解されずに場合によってはお互いの関係にまで歪みが生じることがある．特に医療の場においては，不完全なコミュニケーションを繰り返すことによりトラブルや事故を生じることにもなる．

コミュニケーションが上手といわれる人は，相手を上手に説得して思いどおりにすることができる人ではなく，相手の伝えたいことをしっかり聴いて，それを相手と同じ見方，考え方で理解することができ，理解したことを相手に上手に伝えることできる人といえる．

4）医療の場におけるコミュニケーションを障害するもの

医療の場において，コミュニケーションの歪みを生じると考えられる原因を以下に挙げる．

①理解したという反応が示されない場合：患者が問いかけても，医療者が応えようとしない場合

②専門用語の濫用：専門用語は，専門職間での共通言語としては必要であるが，患者にとってはなじみのない言葉であり，理解しにくい言葉である．

③非言語コミュニケーションに問題がある場合：目をみずに会話する，言葉に対して裏腹な態度をとる，適切な対人空間がとられていない，部屋の構造や調度類などの環境が整わない場合など．

④日常的な会話によりコミュニケーションに歪みを生じる場合：日常生活の調子で会話をしたり，敬語が適切でなかったりするなど．また，自分の基準や枠組みで評価したり，判断したりした場合など．

5）良好なコミュニケーションをするためのスキル

（1）環境の設定

環境設定は非言語コミュニケーションの1つであり，良好なコミュニケーションを行ううえで重要な因子となる．環境要因には，部屋の広さ，室温，家具の配置，壁の色，におい，音，明るさなどがある．Knappらは，環境評価に用いる要因として，堅苦しさ，温かさ，プライバシー，拘束，空間，親しさの6つを挙げている．また，個人的なコミュニケーションではより「形式ばらず，拘束されず，私的で，親しく，近く，温かい環境」であるとしており，この環境に近づける工夫が必要となる．

（2）対人空間への配慮

コミュニケーション時の相手に対する位置と距離は大変重要となる．人は，動物たちがもつように縄張り的習慣性をもつと考えられている．私的空間や自己領域では，同一感，安心感，支配感をもつことができるが，他人が自己の領域に侵入した場合，不安になり，支配感を失う感覚となり，その侵入を脅威に感じるといわれている．他人に近づかれると不快に感じる空間を**パーソナルスペース**とよび，一般に女性よりも男性のほうがこの空間は広いとされているが，社会文化や民族，個人の性格やその相手によっても差がある．Hall は，人と人との空間や距離の使い分けを，関係の度合いにより４つに分類している．

①親密距離（0 ～ 45 cm）：体温・においを感じる，静かな声かささやきの距離．この範囲の話し相手は選んで決められ，家族，恋人，かなり親しい友人となる．

②個人的距離（45 ～ 120 cm）：お互いの間がほぼ腕の長さ離れている距離．親しい友人と個人的な会話を低い声から普通の声のレベルで行える距離．

③社会的距離（120 ～ 360 cm）：仕事，事務所，パーティーのような形式ばらない社交場でのコミュニケーションの距離．相手の身体に手で触れることができない程度の安心できる距離．

④公的距離（360 cm 以上）：公開セミナー，講義，人前．個人的な関係ではない公的な関係．

医療の場で，患者に説明したり，個人的事項を話し合ったりする場合には個人的距離を用い，さらに，口腔内を確認するときには親密距離に入ることになる．必要なことではあるが，患者のパーソナルスペースを侵していることを意識し，患者の緊張感，不安感，不快感を軽減する対応を心がけるべきである．

（3）質問法

医療の場での患者との良好なコミュニケーションのための重要なスキルの１つに，**質問法**がある．

質問の役割は，単にこちらの知りたいことを尋ね相手の情報を収集するのみではなく，尋ねることにより相手に対する関心を示したり，尋ねることにより相手に気づきを与えたりすることが期待される．

質問法には，**開かれた質問**（open-ended question）と**閉ざされた質問**（close-ended question）がある．

①開かれた質問：「入れ歯の調子はどうですか？」という質問のように，対象が自由に答えることができる質問法．開放型質問，自由質問などともよばれている．相手は長く，無制限の答えが許され，話したいこと，話の分量，話し方を自由に選ぶことができる．多くの情報が得られることから，相手の考えていることや最も重要だと思っている点を明らかにできる質問法である．欠点として時間を要することが挙げら

れる.

②閉ざされた質問：閉ざされた質問は，閉鎖型質問法，直接的質問法などともよばれている.「入れ歯に痛みはありましたか？」のように「はい」「いいえ」で答えることを求める質問の方法である．この質問は，特別な話題に焦点を当てることができ，効率よく得たい情報が得られることから情報の正確性を高めることができる．しかし，質問者が主体となり相手は受け身となること，また，答える内容の幅が限定されることから，この質問が続くと相手の満足感が損われることになる.

（4）傾　聴

医療の場において患者や患者の家族と話をするときには，まずは話をじっくり聴くことが重要となる．話をじっくり聴くことで，ケア的な意義は大きく，また，十分に話すことができたことにより満足度が上がり，前向きの気持ちや治療への協力を得ることが期待できる．話をじっくり聴くことを**傾聴**という．傾聴とは，単に聞こえている状態やこちらの聞きたい音，話など聞きたい部分だけ聞いている自分本位の聞き方ではなく，相手の話したいことを積極的に聞き取り，すべてを受容しながら聴くことをいう．以下に傾聴のポイントを挙げる.

①話を遮らず，最後まで聴く.
②受容的なうなずきやあいづちを打つ.
③相手の感覚を大切にし，それを受容する.
④話のキーワードを繰り返す（オウム返し）.
⑤相手の話を要約し，確認する.
⑥相手に共感する.

（5）共感的態度

共感は個人間のコニュニケーションで重要な役割を果たしており，コミュニケーションの結果に影響するといわれている．共感は，相手の状況を自分の枠組みに当てはめて理解していくのではなく，相手の枠組みを知り，相手の枠組みのなかで理解することである．そのためには，相手が感じているように感じ，その理由についても相手が感じているように感じようとする態度が必要となる.

共感と似た言葉に「同情」がある．どちらも感情が働くが，同情は上から下をみるという感覚であり，自分はそうではない，だから気の毒という感情となる．一方，共感は少なくとも相手と同じ位置で，同じ高さでみている感覚をいう．物理的には難しいが，相手の中に自分が入り込んで相手の感覚を共用しようとすることである．落ち込んでいる相手に，単に善意で励ますのではなく，相手の気持ちを理解するように相手に寄り添い，相手と気持ちを通じさせるように努める．また，感じた感覚を言葉として表現することにより，共感しようとしていることが相手に伝えることができる.

9. コミュニケーション

特に，患者は共感を通じて自分が理解され受容されていると感じ，自分の置かれた状況について安心し，不安を緩和できる．このように，共感は良好な医療者と患者の人間関係を築くうえで重要な役割を果たす．

（6）承　認

　承認は相手の存在を肯定的に認めることであり，相手のモチベーションを高め，信頼関係を築くのに有効なスキルの1つである．相手の存在とは，相手の考え，発言，言動，人格などを意味し，ほめる，気持ちを伝える，存在に気づいていることを伝える，叱る，まかせるなどにより承認していることを伝える．また，挨拶や拍手なども相手への承認となる．

　承認の伝え方に「You メッセージ」と「I メッセージ」がある．「がんばったね！」というほめ言葉は「あなた（you）」が主語になるメッセージで，相手は自分が評価されているニュアンスを感じてしまう．一方，「がんばってくれて，とても嬉しい」となると「わたし（I）」が主語となり，発信者の素直な気持ちが伝わりやすく，相手にとって受け取りやすい．

2 接遇とマナー

1）正しい言葉づかい

　仕事場では，友人と話すときのフランクな言葉づかいや話し方は通用しない．また，何がいいたいのかわかりにくい曖昧な言葉づかいも不適応であり，一方で相手に敬意を示す言葉づかいが求められる．「若者言葉」や「バイト敬語」などに注意し，社会人にふさわしい言葉づかいを心がけたい．

（1）仕事の場としてふさわしくない話し方（表 9-1）

　①若者言葉
　②バイト敬語
　③「ら」抜き言葉
　④曖昧な言葉

（2）敬語の使い方（表 9-2）

　敬語は相手に対して敬意を示す表現である．正しい敬語によって人間関係もスムーズになる．敬語には「**丁寧語**」「**尊敬語**」「**謙譲語**」などがある．使い分けは難しいが，使い慣れることが大切である．

　①丁寧語：立場の上下に関係なく，物事を丁寧に表現することで，相手を尊重していることを伝える．

　②尊敬語：相手の行為，ものごと，状態などについて，その人物を立てて表現する

歯科技工管理学

表 9-1　仕事の場としてふさわしくない話し方

①若者言葉	×「マジ」「マジで？」
	×「超○○」
	×「ヤバい」「ヤバっ！」
	×「ありえなくない？」
	×「～っすか？」
	×「～みたいな？」
	×「～じゃないですかぁ」
②バイト敬語	「～のほう」：方向を示さない「～のほう」には意味がないので，つけない
	「お荷物のほう，お預かりします」→「お荷物をお預かりします」
	「～になります」：こちらが弊社の資料になります→こちらが弊社の資料です
	「～でよかったでしょうか」→「よろしいでしょうか」
③「ら」抜き言葉	「出れない」→「出られない」
	「決めれない」→「決められない」
	「受けれない」→「受けられない」
	「食べれない」→「食べられない」
④曖昧な言葉	×「～的な」，「適当に」，「たぶん」

表 9-2　敬語の一覧

基本	尊敬語	謙譲語	丁寧語
する	される・なさる	いたす・させていただく	します
いる	いらっしゃる・おいでになる	おる	います
言う	おっしゃる	申す・申し上げる	言います
聞く	お聞きになる	伺う・承る・拝聴する	聞きます
見る	ご覧になる	拝見する	見ます
行く	いらっしゃる・おいでになる	伺う・参る	行きます
来る	いらっしゃる・おいでになる・お見えになる	参る・伺う	来ます
帰る	お帰りになる	失礼する	帰ります
もらう	もらわれる	いただく・頂戴する	もらいます
あげる	あげられる	差し上げる	あげます
食べる	召し上がる	いただく・頂戴する	食べます

言葉.

　③謙譲語：自分から相手に向かう行為，物事について，その向かう先の人物を立てて述べる言葉.

2）電話対応の仕方（表 9-3）

　　電話対応・電話のマナーは社会人として身につけておくべき重要な項目の1つとなる．電話の受け方，電話を受ける場合の注意点，受け方の手順や対応のマニュアル，

9. コミュニケーション

表9-3 電話に出るときのポイントとよく使うフレーズ

電話に出るときのポイント	・聞こえやすいよう，大きな声で明るく ・はっきりと丁寧に話す ・失礼のないように正しい敬語で ・ほかの作業をしながら話さない
電話でよく使うフレーズ	・「いつもお世話になっております」 ・「少々お待ちください」 ・「お待たせいたしました」 ・「かしこまりました」 ・「失礼ですが ・・・」 ・「申し訳ございません」

電話でよく使われる言葉や敬語，迷惑電話やクレーム対応などについて知っておく必要がある．

（1）電話に出るときのポイント

　電話は顔のみえないやりとりであり，受け方ひとつで相手の印象は大きく左右される．言葉づかい，声の明瞭さ，声の大きさ，明るさ，元気さなど，相手が受け取って気持ちよくなる対応が望まれる．

　①早く電話を取る：なるべく3回以内に出るようにする．もし，それより数回鳴ってしまったら「大変お待たせいたしました」を加える．

　②名前を伝え，相手の名前を必ず聞く：所属と自分の名前をはっきり相手に伝えるがのマナー．また，相手の社名や名前を確認する．

　③重要な情報はメモと復唱：電話を受けたら，まずメモをとるようにし，確認のために復唱をする．もし，相手の声が聞き取りにくい場合には，うやむやにせず「恐れ入りますが…」として確認するようにする．

　④自分の周囲の人に対して声を出すときは必ず保留にする：電話を取り次ぐとき，周りの人に何かを尋ねるときには必ず保留にしてから声を出すようにする．

　⑤相手を長く待たせない：電話を取り次ぐ場合や何か調べ物をするときなど相手を長く待たさないように注意する．もし，長くかかりそうなときは，折り返しの電話にするようにする．

3 身だしなみ（図9-3）

　医療者にとっての**身だしなみ**は，重要なコミュニケーションスキルとなる．

　人は初対面の人やよく知らない人については，特に身だしなみや態度など「外見」からさまざまなことを想像し，判断する．そして，その外見から得たその人物に関する情報から，その後どのように向かい合うべきなのかを探ることになる．特に医療の

歯科技工管理学

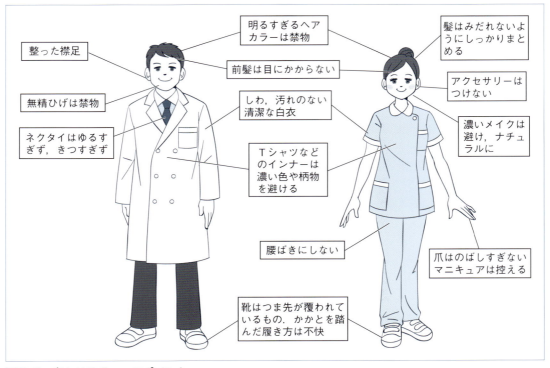

図 9-3　身なりのチェックポイント

場において，不安を抱えて来院されている患者に第一印象で安心感を与えられる身だしなみや態度をとることは大変重要となる．そのためにも，初対面の人と会う機会の多い医療現場では，おしゃれな格好で個性を際立たせることよりも，相手に不快感を与えない，清潔感のある，きちんとした服装であることが大切である．

身だしなみのポイントを以下に挙げる．
①白衣やシャツの襟が汚れていないなどの清潔感が第一．
②衣類には汚れやしわなどがない．
③爪や髪なども清潔に保つ（整えられた髪，汚れのない爪）．
④明る過ぎるヘアカラー，無精ひげは禁物．
⑤派手なメイクや髪型，露出度の高い服などは避ける．
⑥香水やにおいのある化粧品は極力用いない．
⑦アクセサリーはつけない．
⑧「個性」よりも「きちんとみえる」ことが大事．

II

歯科技工士
関係法規

10 衛生行政

到達目標

① 法律の概要を説明できる.
② 衛生行政の意義を説明できる.
③ 衛生行政の組織と活動を述べる.

1 法律の概要

　　わが国は法律を整備し，法律に基づいて医療を国民に提供している．広義に法律は法と同じ意味で使われている．狭い意味では，法律は国会（立法の場）でつくられたものであり，法は，人としてなすべきこと，というような社会規範（原則，規則）の1つとされている．

　　医療を提供する医療従事者についても，**医事法制度**のもとで，各職種につき免許制度等を柱とした法律を定め，国民に提供する医療の質を確保している．

　　歯科技工士の資格を明確にし，歯科技工の業務が適正に行われることで歯科医療が普及・向上するために，歯科技工士法も制定されたのである．

1) 日本国憲法

　　日本国家の基本的事項を定めた国の最高法規である．憲法改正には衆参各議院の総議員数の2/3以上の賛成で国会がこれを発議し，国民の過半数の賛成による承認を経なければならない．次の2条は，医療に関わる重要な条項である．

> **■憲法　第13条**
> 　すべて国民は，個人として尊重される．生命，自由及び幸福追求に対する国民の権利については，公共の福祉に反しない限り，立法その他の国政の上で最大の尊重を必要とする．
>
> **■憲法　第25条**
> 　すべて国民は，健康で文化的な最低限度の生活を営む権利を有する.
> 　2　国は，すべての生活部面について，社会福祉，社会保障及び公衆衛生の向上及び増進に努めなければならない.

2）法　律

憲法に基づいて国会により制定され，社会生活の秩序を維持するための規範．歯科医療関係者にとって重要な法律には，医療法，歯科医師法，歯科衛生士法，歯科技工士法等がある（図10-1）．国会は唯一の立法機関である．

3）政　令

内閣が定める命令で，医療関連職種には医療に関する法律を執行するための細則が規定されていることで重要である．政令の1つに歯科技工士法施行令があり，歯科技工士法を執行するために内閣が定めたものである（図10-1）．

4）省　令

各省の大臣が制定する命令で，たとえば，厚生労働大臣が定めたものは厚生労働省令という．法律や政令を執行する等のために制定される．歯科技工士法施行規則は，歯科技工士法，歯科技工士法施行令を執行するために，厚生労働大臣が定めた省令である（図10-1）．

5）命　令

国が制定する「きまり」を総称して命令とよぶが，具体的には内閣が定める政令，内閣総理大臣が定める内閣府令，各省大臣が定める省令等がある．

歯科技工士名簿の登録についての法律・政令・省令

法律

歯科技工士法（国会で制定）
第5条 厚生労働省に歯科技工士名簿を備え，免許に関する事項を登録する．

政令

歯科技工士法施行令（内閣が制定）
第2条 歯科技工士名簿（以下「名簿」という．）には，次に掲げる事項を登録する．
(1) 登録番号及び登録年月日
(2) 本籍地都道府県名（日本の国籍を有しない者については，その国籍），氏名，生年月日及び性別
(3) 歯科技工士国家試験合格の年月
(4) 免許の取消又は業務の停止の処分に関する事項
(5) その他厚生労働省令で定める事項

省令

歯科技工士法施行規則（厚生労働省が制定）
第2条 令第2条第5号の規定により，同条第1号から第4号までに掲げる事項以外で，歯科技工士名簿（以下「名簿」という．）に登録する事項は，次のとおりとする．
(1) 再免許の場合には，その旨
(2) 歯科技工士免許証（以下「免許証」という．）若しくは歯科技工士免許証明書（以下「免許証明書」という．）を書換え交付し，又は再交付した場合には，その旨並びにその理由及び年月日
(3) 登録の消除をした場合には，その旨並びにその理由及び年月日

図10-1　法律と政令と省令の関係

歯科技工管理学

6) 法　令

法律と命令を併せて表現したものである.

7) 歯科技工士と関わりの深い法律

歯科技工士そのものを規定している歯科技工士法は当然最も関わりが深いが,歯科診療を担当する歯科医師法,歯科衛生士法も日常の歯科技工業務に大きく関わってくる.また,医療提供体制を規定する医療法,歯科技工士の取り扱う材料等を規定する医薬品,医療機器等の品質,有効性及び安全性の確保等に関する法律(医薬品医療機器等法)も関係が深い.

2 衛生行政の概要

行政とは,司法(裁判),立法(法律の制定)と並ぶ重要な国の機能である.国の機関や都道府県が法令に従って行うもので,司法と立法以外の行為の総称である.国の行政機関として府(内閣府),省(厚生労働省等),庁(宮内庁等)等がある.衛生行政を取り扱うのは厚生労働省である.なお,学校保健行政は,文部科学省が取り扱う.

厚生労働省は,昭和 13(1938)年に設置された.それ以前は内務省衛生局が衛生行政を担当していた.内務省(設置:明治 6・1873 年)は,明治以降の日本の中核となった官庁で,その権限は戦後になって内閣府,総務省,国家公安委員会(警察庁),国土交通省そして厚生労働省に移った.

わが国の衛生行政を大まかに理解するには,その成立当初を振り返るとわかりやすい.明治時代,政府は西洋医学の導入と医師の養成を急ぎ,医務課という行政部門を文部省に設置した(明治 5・1872 年).西洋医学を学んだ医師を世に送り出すことから,近代の衛生行政が始まったのである.次いで明治 7(1874)年に,衛生行政組織,医事,薬事,公衆衛生から医学教育までを含む「医制」が公布された.すなわち,衛生行政機構を確立し,国民の健康を守り,疾病を治療し,医学を充実するための制度が医制であった.具体的には次のようなものであった.

①文部省医務局(明治 8・1875 年に内務省衛生局へ移る)を頂点として,地方に衛生局を置き,行政官を配置することで,国の命令を全国に浸透させる組織をつくりあげる.

②医学校を各地に配置し病院を附属させる.

③病院の開設を許可制とし,医師を免許制とすることで,良質な医療提供に努める.

④薬品検査と薬の販売の管理機関を設置し,調薬資格をつくり,薬屋の開設を許可制とする.

現在は,医師の養成が文部科学省の担当であり,衛生行政は厚生労働省を頂点に都

道府県，市町村に衛生行政の部局が設置され，医療法で病院・診療所の許認可を規定し，薬事関係の法律も整備してきている．

また，わが国の衛生行政を整えるのに大きな影響を与えたのが伝染病であった．伝染病に関する多くの法律と保健所の設置は，その具体的なものであった．一方，医療を社会保障として国民に提供するため，社会保険制度のなかに医療保険が組み込まれ，昭和36（1961）年に，誰でもどこでも保険証があれば医療を受けることができるという国民皆保険制度が整備された．

衛生行政は，その時どきのわが国が直面する問題に対処するために，さまざまな変化を遂げてきた．当然，今後も変化し続けるものである．現在問題となっているものは少子・高齢社会で，その対応のために法律を改正したり，新しい法律をつくったりしながら，行政組織を改変するという作業がなされている．歯科技工士をはじめ医療に関わる者は，このような衛生行政の変化に常に注意をはらっていかなくてはならない．

3 歯科衛生行政（図10-2）

歯科関係の衛生行政は，先述の医制のなかに歯科を取り扱う部門が明記されたことから始まっている．その後，歯科医師法が明治39（1906）年に制定され，歯科衛生行政の整備がなされるようになった．歯科医師法は戦後（昭和23・1948年）改められ，現在のものとなった．同年，歯科衛生士法が制定され，昭和30（1955）年に歯

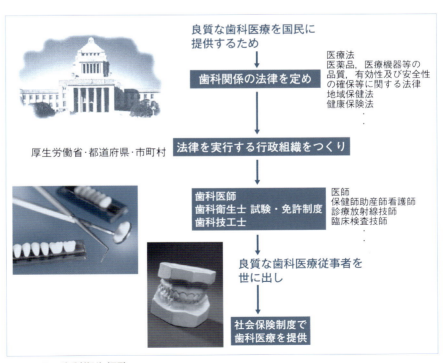

図10-2　歯科衛生行政

科技工法（現歯科技工士法）が制定され，歯科3法が揃った.

歯科衛生行政の組織は，旧厚生省に歯科衛生課（現歯科保健課）が設置され（昭和23・1948年），歯科医師の行政官が配置されたことから形が整えられ，歯科医師，歯科衛生士そして歯科技工士の国家試験と免許はここで取り扱うこととなった．保健所業務に歯科が明記され（昭和22・1947年），3歳児歯科健診が昭和36（1961）年に始まり，**母子保健法**（昭40.8.18　法141）に歯科健診が明記され，小児の歯科保健政策が開始された．成人の歯科保健は**健康増進法**（平14.8.2　法103）に歯周疾患検診が位置づけられ，**介護保険法**（平9.12.17　法123）に要介護者の歯科が組み込まれている．一方，学校歯科保健は，文部科学省が**学校保健安全法**（昭33.4.10　法56）のなかで取り扱っている．また，就労者の歯科保健は，**労働安全衛生法**のなかで一部取り上げられているが，全般的な労働者の歯科保健政策は整っていない.

また，**8020運動**（80歳になっても20歯以上の歯を保とうという運動）が平成元（1989）年から提唱され，平成4（1992）年から歯科保健課が予算をもって，全国的に運動を推進してきた.

平成23（2011）年に**歯科口腔保健の推進に関する法律**が制定された.

歯科疾患の治療は，社会保険制度の医療保険に組み込まれている．健康保険法，国民健康保険法，各種共済組合法（国家公務員共済組合法等）等による公的医療保険で，歯科医療がすべての国民に提供される体制となっている.

4 歯科技工士と衛生行政の組織

厚生労働省の組織は図10-3のようになっている.

歯科に関わる部局は，第一に**医政局**歯科保健課である．**歯科保健課**は，歯科医師が課長職にあり，歯科保健医療の普及および向上に関すること，歯科医師，歯科衛生士および歯科技工士に関すること，外国歯科医師の臨床修練に関すること等を業務としている．歯科保健課では，歯科技工士に関しては，歯科技工士国家試験，歯科技工士名簿，歯科技工士免許登録や取り消し等を取り扱っている．平成26（2014）年の歯科技工士法改正により，指定登録機関と指定試験機関の規定が設けられたため，平成27（2015）年度からは国家試験業務と歯科技工士免許に関する業務は指定登録機関が行うこととなった．平成12（2000）年には「歯科技工士の養成の在り方等に関する検討会」を立ち上げ，平成17（2005）年には「歯科技工所の構造設備基準及び歯科技工所における歯科補てつ物等の作成等及び品質管理指針」を作成した.

健康・生活衛生局では，健康増進法を所管し，歯科保健についても担当している.

老健局では，介護保険法を所管し，介護に関わる歯科を担当している.

保険局では，健康保険法等を所管し，歯科の保険診療に関わる制度を策定・管理している.

都道府県における歯科衛生行政を取り扱っている部局は，保健福祉部という名称と

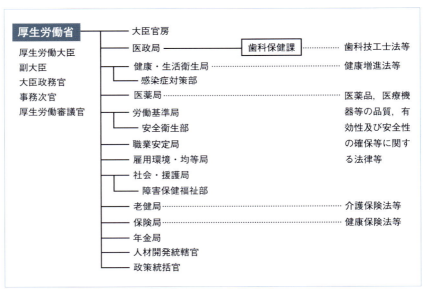

図 10-3　厚生労働省の組織

なっているところが多い．この部のなかで歯科関係の事柄を担当している課があるが，都道府県により名称はさまざまである（健康増進課，健康推進課，保健衛生課，地域保健福祉課等）．

歯科技工所の開設届は保健所が窓口となっている．

11 歯科技工士法

到達目標

① 歯科技工士法の目的を述べる.
② 歯科技工の法的定義を述べる.
③ 歯科技工士の法的定義を述べる.
④ 歯科技工所の法的定義を述べる.
⑤ 歯科技工士免許に関する法律を説明できる.
⑥ 歯科技工士国家試験の意義と目的を説明できる.
⑦ 歯科技工業務の内容を説明できる.
⑧ 歯科技工所に関する法律を説明できる.
⑨ 歯科技工に関する違反行為と罰則を説明できる.

1 はじめに

1) 歯科技工士法の成り立ち

　「歯科技工士法」は，歯科技工士の資格，業務，歯科技工所などについて規定している法律であり，昭和30（1955）年に制定された（昭和30年法律第168号，8月16日公布，10月15日施行）.

　歯科技工士法制定以前における，いわゆる歯科技工士としての業務は，歯科医師を志す者が開業歯科医師に弟子入りし，歯科医術を習得する一環として，床義歯や金属冠の製作に携わってきたことから始まったといわれている.

　明治39（1906）年の旧歯科医師法の制定後，大正11（1922）年に歯科医師試験規則が施行され，受験資格が歯科医学校の卒業者に限定されると，歯科医院における歯科技工を担当する要員は減少することとなり，一方では歯科医療の近代化と需要の増加によって，歯科技工士の必要性は増大していた.

　従来，歯科技工は，歯科医師法に規定する歯科医業の範囲外のものとして法的規制を受けることはなく，歯科技工士は歯科医師による師弟的養成に委ねられてきた. しかし，当時の歯科界において，次第に歯科技工業務の質の向上に対する要求や，歯科技工を業とする者の身分および業務内容に一定の規制を加えることの必要性が生じてきたことにより，昭和30（1955）年に歯科技工法が制定されるに至った.

その後，歯科技工士の社会的地位の向上をはかり，歯科技工業務がより適正に行われることを目的として，昭和57（1982）年に免許権者が都道府県知事から厚生大臣（現厚生労働大臣）に移管された.

平成6（1994）年には，文部大臣（現文部科学大臣）の指定する歯科技工士学校の卒業者についても，歯科技工士試験を受験できることにするとともに，法律の題名が「歯科技工法」から「歯科技工士法」へ改められた.

平成21（2009）年には，歯科技工士試験が国家試験であることを明確にするために，その名称が「歯科技工士国家試験」と改められた.

また，平成26（2014）年には，国から地方公共団体への事務・権限の移譲等を推進するため，厚生労働大臣が指定する歯科技工士養成所の指定・監督等の権限が都道府県知事に移譲された. さらに同年に，それまで都道府県知事が実施していた歯科技工士国家試験を，国が実施するように改められ，国家試験の実施や登録に関する事務等については，厚生労働大臣が指定した機関において行うように改められた. これらの変更をもって，平成27（2015）年度から歯科技工士国家試験が全国統一化され，その実施体制についても大きく変わることになった.

2）歯科技工士法の構成

歯科技工士法は，前述のとおり，歯科技工士の資格，業務，歯科技工所などについて規定している法律である. 歯科技工士法の全体構成は，図11-1のようになっている. 歯科技工士法を施行するための命令には，「歯科技工士法施行令」「歯科技工士法施行規則」「歯科技工士学校養成所指定規則」などがある. ここでは，歯科技工士法の規定の順序に従って，各項目に関連する命令の規定を引用しながら，法令の内容について解説することとする.

なお，本章において，歯科技工士法を「法」，歯科技工士法施行令を「令」，歯科技工士法施行規則を「規則」，歯科技工士学校養成所指定規則を「指定規則」と表記する.

```
第1章      総則（第1条・第2条）
第2章      免許（第3条～第10条）
第3章      試験（第11条～第16条）
第4章      業務（第17条～第20条の2）
第5章      歯科技工所（第21条～第27条）
第5章の2   雑則（第27条の2）
第6章      罰則（第28条～第33条）
附則
```

図11-1　歯科技工士法の全体構成

2 総則

1）法律の目的

■法　第1条
　この法律は，歯科技工士の資格を定めるとともに，歯科技工の業務が適正に運用されるように規律し，もつて歯科医療の普及及び向上に寄与することを目的とする．

　歯科技工士法の目的は，「歯科技工士の資格を定めるとともに，歯科技工の業務が適正に運用されるように規律し，もって歯科医療の普及および向上に寄与すること」にある．つまり，歯科技工士の資質の向上をはかるため「歯科技工士の資格を定めること」と，歯科医業との間で問題が起きないように，その業務範囲を明確にし「歯科技工の業務が適正に運用されるように規律すること」の2つの手段により，わが国の「歯科医療の普及と向上に寄与すること」を目的としている（図11-2）．

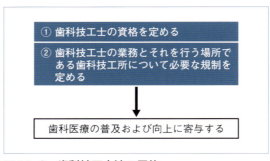

図11-2　歯科技工士法の目的

2）用語の定義

■法　第2条
　この法律において，「歯科技工」とは，特定人に対する歯科医療の用に供する補てつ物，充てん物又は矯正装置を作成し，修理し，又は加工することをいう．ただし，歯科医師（歯科医業を行うことができる医師を含む．以下同じ．）がその診療中の患者のために自ら行う行為を除く．
　2　この法律において，「歯科技工士」とは，厚生労働大臣の免許を受けて，歯科技工を業とする者をいう．
　3　この法律において，「歯科技工所」とは，歯科医師又は歯科技工士が業として歯科技工を行う場所をいう．ただし，病院又は診療所内の場所であつて，当該病院又は診療所において診療中の患者以外の者のための歯科技工が行われないものを除く．

　法第2条は，「歯科技工」「歯科技工士」「歯科技工所」を定義している．
　「**歯科技工**」とは，特定の患者に対して行う歯科医療のためになされる行為であり，

補綴物，充填物，矯正装置を作成・修理，または加工することをいう．「特定人に対する歯科医療の用に供する」とすることにより，特定の患者に装着するための補綴物等の作成や修理をこの法律での「歯科技工」と定義している．すなわち，メーカーなどが歯科用品の見本，教材，模型を作る行為や，義歯製作の素材としての人工歯や金属冠材料など（これらは医療機器に分類される）の製造行為は，歯科技工とはいわない．また，歯科医師が自分で診療している患者のために，直接行う補綴物等の作成は歯科医療行為にあたり，「歯科技工」ではない．しかし，歯科医師が自分で診療をしていない患者のために行う補綴物等の作成や修理は，「その診療中の患者のために自ら行う行為」に含まれないため，この法での「歯科技工」に該当する（図11-3）．

「**歯科技工士**」とは，厚生労働大臣の免許を受けて歯科技工を業とする者である．「業とする」とは，反復継続の意思をもって行うことであり，報酬の有無は問わない．

「**歯科技工所**」とは，歯科医師や歯科技工士が業として歯科技工を行う場所である．ただし，歯科病院，病院歯科，歯科診療所内において診療中の患者のために歯科技工を行う場所，いわゆる歯科技工室は，歯科医療機関の一部であるため，この場合は歯科技工所とはいわない．しかし，外部の歯科医療機関から依頼された歯科技工がその施設（歯科技工室）において業として行われる場合は「歯科技工所」ということになり，本法の規制を受ける（図11-4）．

歯科技工料金

補綴物等の作成にあたり，歯科診療所から歯科技工所に委託することが多く行われている．このときの料金設定（外注技工料）は診療所と歯科技工所の取り決め，いわゆる市場価格によって決定される．

現在の日本の歯科治療は保険診療が主体であるが，社会保険診療報酬・歯科点数表の解釈・通則によると，歯冠修復および欠損補綴料には，製作技工に要する費用と製作管理に要する費用が含まれているとしている．その割合は製作技工に要する費用はおおむね100分の70，製作管理に要する費用がおおむね100分の30とされている．

製作技工に要する費用とは歯科技工料，製作管理に要する費用とは歯科医師が補綴物等を患者に装着する過程における歯科医学的判断と技能に関する費用と考えられている．

歯科技工管理学

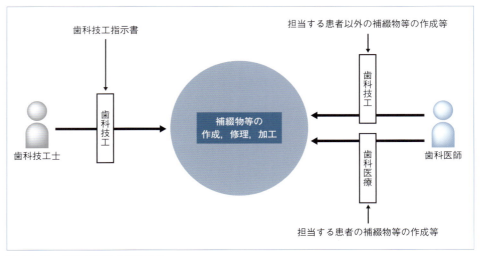

図 11-3　歯科技工と歯科医療

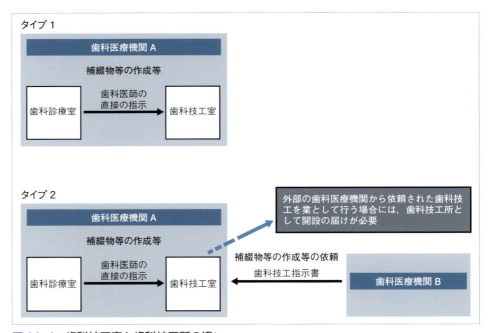

図 11-4　歯科技工室と歯科技工所の違い

3　免　許

1）免　許

■法　第3条
　歯科技工士の免許（以下「免許」という．）は，歯科技工士国家試験（以下「試験」という．）に合格した者に対して与える．

11. 歯科技工士法

（免許の申請）

■令　第1条の2

　歯科技工士の免許を受けようとする者は，申請書に厚生労働省令で定める書類を添え，［住所地の都道府県知事を経由して，これを厚生労働大臣］（→これを法第9条の2第1項に規定する指定登録機関）*に提出しなければならない.

*令第7条の2の読替規定による.

（免許の申請手続）

■規則　第1条の3

　歯科技工士法施行令（昭和30年政令第228号．以下「令」という.）第1条の2（令第7条の2の規定により読み替えて適用する場合を含む.）の歯科技工士の免許の申請書は，様式第1号によるものとする.

　2　令第1条の2（令第7条の2の規定により読み替えて適用する場合を含む.）の規定により，前項の申請書に添えなければならない書類は，次の通りとする.

　(1)　歯科技工士国家試験（以下「試験」という.）の合格証書の写又は合格証明書

　(2)　戸籍の謄本若しくは抄本又は住民票の写し（住民基本台帳法（昭和42年法律第81号）第7条第5号に掲げる事項（出入国管理及び難民認定法（昭和26年政令第319号）第19条の3に規定する中長期在留者（以下「中長期在留者」という.）及び日本国との平和条約に基づき日本の国籍を離脱した者等の出入国管理に関する特例法（平成3年法律第71号）に定める特別永住者（以下「特別永住者」という.）については住民基本台帳法第30条の45に規定する国籍等）を記載したものに限る．第4条の2第2項において同じ.）（出入国管理及び難民認定法第19条の3各号に掲げる者については旅券その他の身分を証する書類の写し．第4条の2第2項において同じ.）

　(3)　視覚若しくは精神の機能の障害又は麻薬，あへん若しくは大麻の中毒者であるかないかに関する医師の診断書

　3　第1項の申請書に合格した試験の施行年月，受験地及び受験番号を記載した場合には，前項第1号の書類の添付を省略することができる.

　法第3条は，歯科技工士免許の資格要件について規定している.

　歯科技工士になるためには，歯科技工士国家試験に合格したうえで，厚生労働大臣から歯科技工士免許を受けなければならない．つまり，歯科技工士学校養成所等を卒業し，歯科技工士国家試験に合格しただけでは，歯科技工士の資格をもったことにはならず，厚生労働大臣に免許の申請をしなければならない.

　歯科技工士免許を申請する際には，規則第1条の3第1項に規定する様式第1号の申請書に必要事項を記入したうえで，①歯科技工士国家試験の合格証書の写しまたは合格証明書（申請書に合格した試験の施行年月，受験地および受験番号を記載した場合には，省略可能），②戸籍謄本（抄本）または住民票の写し，③視覚もしくは精神の機能の障害または麻薬，あへんもしくは大麻の中毒者であるかないかに関する医師

歯科技工管理学

の診断書を添え，厚生労働大臣に提出する必要がある．

　なお，現在，登録事務は指定登録機関が行っているため，実際の申請先は厚生労働省ではなく，指定登録機関（一般財団法人歯科医療振興財団）となる．

2）欠格事由

> **■法　第4条**
> 次の各号のいずれかに該当する者には，免許を与えないことができる．
> (1) 歯科医療又は歯科技工の業務に関する犯罪又は不正の行為があつた者
> (2) 心身の障害により歯科技工士の業務を適正に行うことができない者として厚生労働省令で定めるもの
> (3) 麻薬，あへん又は大麻の中毒者

> （厚生労働省令で定める者）
> **■規則　第1条**
> 　歯科技工士法（昭和30年法律第168号．以下「法」という.）第4条第2号の厚生労働省令で定める者は，視覚又は精神の機能の障害により歯科技工士の業務を適正に行うに当たつて必要な認知，判断及び意思疎通を適切に行うことができない者とする．

Column

指定登録機関と指定試験機関

　平成26（2014）年の歯科技工士法および歯科技工法の一部を改正する法律の改正により，歯科技工士国家試験は都道府県知事が行うのではなく，国が実施するよう改正されたところであるが，併せて，国家試験の実施や登録に関する事務等については，厚生労働大臣が指定した機関において行うことになった．このため，歯科技工士法第9条の2から第9条の17までに，歯科技工士の登録の実施等に関する事務を指定登録機関においても実施できるよう条文を新たに追加するとともに，同法第15条の3から第15条の7に，厚生労働大臣が実施する歯科技工士国家試験を指定試験機関において実施できるよう条文が新設された．

　これらの内容については，各々の事務の合理性をはかったものであり，歯科衛生士法ではすでに同様の措置がとられている．なお，この指定登録機関と指定試験機関については，平成27（2015）年6月1日付で，一般財団法人歯科医療振興財団に指定された．また，歯科技工士法施行規則第6条に基づき，試験を施行する場所，期日，受験願書の提出期間は，官報において公告されることとなっており，例年9月頃に公表されている．

11. 歯科技工士法

（障害を補う手段等の考慮）
■規則　第1条の2
　厚生労働大臣は，歯科技工士免許の申請を行つた者が前条に規定する者に該当すると認める場合において，当該者に免許を与えるかどうかを決定するときは，当該者が現に利用している障害を補う手段又は当該者が現に受けている治療等により障害が補われ，又は障害の程度が軽減している状況を考慮しなければならない．

　法第4条は，歯科技工士免許の欠格事由について規定している．

　歯科技工士免許を受けるために必ず備えていなくてはならない要件は，歯科技工士国家試験に合格することであり，これが**積極的要件**となる．一方，歯科技工士免許を受けるために備えていてはならない要件を表したものを欠格事由といい，これが**消極的要件**となる．この欠格事由に該当する者には，厚生労働大臣の裁量によって歯科技工士免許を与えないことができる（図11-5）．

　法第4条第1号に規定される「歯科医療の業務に関する犯罪または不正の行為」とは，歯科医療に関する刑法上の問題だけではなく，歯科医師法，歯科衛生士法，歯科診療の補助業務に関わる保健師助産師看護師法等に違反する行為をいう．「歯科技工の業務に関する犯罪または不正の行為」とは，法第17条に違反する行為をいう．不正行為とは，犯罪に至らない程度の社会通念上，公序良俗に反する行為一般を指している．

　法第4条第2号に規定される「心身の障害により歯科技工士の業務を適正に行うことができない者」とは，視覚または精神の機能の障害により歯科技工士の業務を適正に行うにあたって必要な認知，判断および意思疎通を適切に行うことができない者である．

　法第4条第2号に規定される「厚生労働省令で定めるもの」および法第4条第3号に規定される「麻薬，あへんまたは大麻の中毒者」は，医師の診断書に基づいて判断される．

　なお，歯科技工士免許を受けた後に欠格事由が生じたときには，法第8条第1項の規定に該当することになる．

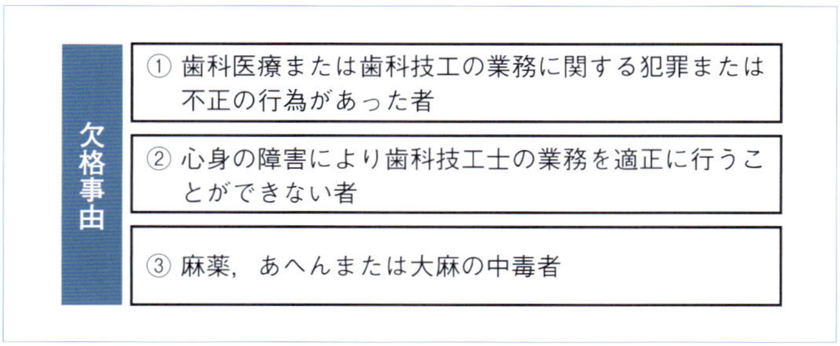

欠格事由	① 歯科医療または歯科技工の業務に関する犯罪または不正の行為があった者
	② 心身の障害により歯科技工士の業務を適正に行うことができない者
	③ 麻薬，あへんまたは大麻の中毒者

図11-5　歯科技工士免許の欠格事由

145

3) 歯科技工士名簿

■法　第5条

[厚生労働省]（→指定登録機関）*に歯科技工士名簿を備え，免許に関する事項を登録する.

*法第9条の6の読替規定による.

（名簿の登録事項）

■令　第2条

歯科技工士名簿（以下「名簿」という.）には，次に掲げる事項を登録する.

(1) 登録番号及び登録年月日

(2) 本籍地都道府県名（日本の国籍を有しない者については，その国籍），氏名，生年月日及び性別

(3) 歯科技工士国家試験合格の年月

(4) 免許の取消又は業務の停止の処分に関する事項

(5) その他厚生労働省令で定める事項

（登録事項）

■規則　第2条

令第2条第5号の規定により，同条第1号から第4号までに掲げる事項以外で，歯科技工士名簿（以下「名簿」という.）に登録する事項は，次のとおりとする.

(1) 再免許の場合には，その旨

(2) 歯科技工士免許証（以下「免許証」という.）若しくは歯科技工士免許証明書（以下「免許証明書」という.）を書換え交付し，又は再交付した場合には，その旨並びにその理由及び年月日

(3) 登録の消除をした場合には，その旨並びにその理由及び年月日

（名簿の訂正）

■令　第3条

歯科技工士は，前条第2号の登録事項に変更を生じたときは，30日以内に，名簿の訂正を申請しなければならない.

2　前項の申請をするには，申請書に申請の原因たる事実を証する書類を添え，[住所地の都道府県知事を経由して，これを厚生労働大臣]（→これを指定登録機関）*に提出しなければならない.

*令第7条の2の読替規定による.

（名簿の訂正の申請手続）

■規則　第3条

令第3条第2項（令第7条の2の規定により読み替えて適用する場合を含む.）の名簿の訂正の申請書は，様式第1号の2によるものとする.

2　前項の申請書には，戸籍の謄本又は抄本（中長期在留者及び特別永住者については住民票の写し及び令第3条第1項の申請の事由を証する書類とし，出入国管理及び難

民認定法第19条の3各号に掲げる者については旅券その他の身分を証する書類の写し及び同項の申請の事由を証する書類とする.）を添えなければならない.

（登録の消除）
■令　第4条
　名簿の登録の消除を申請するには，[住所地の都道府県知事を経由して，申請書を厚生労働大臣]（→申請書を指定登録機関)*に提出しなければならない.
　2　歯科技工士が死亡し，又は失そうの宣告を受けたときは，戸籍法（昭和22年法律第224号）による死亡又は失そうの届出義務者は，30日以内に，名簿の登録の消除を申請しなければならない.

*令第7条の2の読替規定による.

　法第5条は，歯科技工士名簿について規定している.
　歯科技工士名簿とは，歯科技工士の身分を証明する公簿である．厚生労働省（実際には指定登録機関）に歯科技工士名簿が備わっており，免許に関する事項が登録されている.
　歯科技工士免許証は，この登録を証明する文書であるから，歯科技工士の資格は歯科技工士名簿に登録された日から発生する．たとえまだ免許証を入手せず，または紛失等により実際に免許証を所持していなくても，適法として歯科技工を行うことができる．反対に，たとえ免許証を所持していても，免許の取り消し等によって歯科技工士名簿から消除されている者が歯科技工を行った場合は，違法行為となる.
　登録事項に変更を生じたときの**名簿の訂正**や，歯科技工士が死亡や失踪した場合の届出義務者による名簿登録の消除は，30日以内に指定登録機関に申請することが定められている．これらの申請にかかる申請書は，指定登録機関（一般財団法人歯科医療振興財団）から入手することができる.

4) 免許の登録，交付及び届出

■法　第6条
　免許は，試験に合格した者の申請により，歯科技工士名簿に登録することによつて行う.
　2　[厚生労働大臣]（→指定登録機関)*は，[免許を与えたときは，歯科技工士免許証（以下「免許証」という.)]（→前項の規定による登録をしたときは，当該登録に係る者に歯科技工士免許証明書)*を交付する.
　3　業務に従事する歯科技工士は，厚生労働省令で定める2年ごとの年の12月31日現在における氏名，住所その他厚生労働省令で定める事項を，当該年の翌年1月15日までに，その就業地の都道府県知事に届け出なければならない.

*法第9条の6の読替規定による.

歯科技工管理学

（［免許証］（→免許証明書）*の書換交付）

■令　第5条

　歯科技工士は，［歯科技工士免許証（以下「免許証」という．）］（→免許証明書）*の記載事項に変更を生じたときは，［免許証の］（→免許証明書の）*書換交付を申請することができる．

　2　前項の申請をするには，申請書に申請の原因たる事実を証する書類を添え，［住所地の都道府県知事を経由して，これを厚生労働大臣］（→これを指定登録機関）*に提出しなければならない．

＊令第7条の2の読替規定による．

（［免許証］（→免許証明書）*の再交付）

■令　第6条

　歯科技工士は，［免許証］（→免許証明書）*を破り，汚し，又は失つたときは，［免許証］（→免許証明書）*の再交付を申請することができる．

　2　前項の申請をするには，［住所地の都道府県知事を経由して，申請書を厚生労働大臣］（→申請書を指定登録機関）*に提出しなければならない．

　3　第1項の申請をする場合には，厚生労働大臣の定める額の手数料を納めなければならない．

　4　［免許証］（→免許証明書）*を破り，又は汚した歯科技工士が第1項の申請をする場合には，申請書にその［免許証］（→免許証明書）*を添えなければならない．

　5　歯科技工士は，［免許証］（→免許証明書）*の再交付を受けた後，失つた［免許証］（→免許証明書）*を発見したときは，5日以内に，［住所地の都道府県知事を経由して，これを厚生労働大臣］（→これを指定登録機関）*に返納しなければならない．

＊令第7条の2の読替規定による．

（免許証及び免許証明書の書換え交付申請）

■規則　第4条

　令第5条第2項の免許証の書換え交付の申請書及び令第7条の2の規定により読み替えて適用する令第5条第2項の免許証明書の書換え交付の申請書は，様式第1号の2によるものとする．

　2　前項の申請書には，免許証又は免許証明書及び戸籍の謄本又は抄本（中長期在留者及び特別永住者については住民票の写し及び令第5条第1項の申請の事由を証する書類とし，出入国管理及び難民認定法第19条の3各号に掲げる者については旅券その他の身分を証する書類の写し及び同項の申請の事由を証する書類とする．）を添えなければならない．

（免許証及び免許証明書の再交付申請）

■規則　第4条の2

　令第6条第2項の免許証の再交付の申請書及び令第7条の2の規定により読み替えて適用する令第6条第2項の免許証明書の再交付の申請書は，様式第2号によるものとする．

　2　前項の申請書には，戸籍の謄本若しくは抄本又は住民票の写し（住民基本台帳法

第7条第5号に掲げる事項（中長期在留者及び特別永住者については，同法第30条の45に規定する国籍等）を記載したものに限る.）（出入国管理及び難民認定法第19条の3各号に掲げる者については，旅券その他の身分を証する書類の写し.）を添えなければならない.

　3　令第6条第3項（令第7条の2の規定により読み替えて適用する場合を含む.）の手数料の額は，3千100円とする.

（登録免許税及び手数料の納付）
■規則　第4条の3
　第1条の3第1項又は第3条第1項の申請書には，登録免許税の領収証書又は登録免許税の額に相当する収入印紙をはらなければならない.
　2　前条第1項の申請書には，手数料の額に相当する収入印紙をはらなければならない. ただし，法第9条の2第1項に規定する指定登録機関が歯科技工士の登録の実施及びこれに関連する事務を行う場合にあつては，この限りでない.

（届出等）
■規則　第5条
　法第6条第3項の厚生労働省令で定める2年ごとの年は，昭和57年を初年とする同年以後の2年ごとの各年とする.
　2　法第6条第3項の規定による届出事項は，次のとおりとする.
　(1)　氏名，年令及び性別
　(2)　住所
　(3)　歯科技工士名簿登録番号及び登録年月日
　(4)　業務に従事する場所の所在地及び名称
　3　前項の届出は，様式第3号によらなければならない.

　法第6条は，免許の登録，交付および届出について規定している.

　歯科技工士免許は，歯科技工士国家試験に合格した者の申請により，歯科技工士名簿に登録することによって行われ，厚生労働大臣は免許を与えたとき，**歯科技工士免許証**を交付する（図11-6）. 平成27（2015）年度からは，指定登録機関が登録事務を行うこととなり，指定登録機関が**歯科技工士免許証明書**（本章では，以下，「免許証」と記述する.）を交付する（令第7条の2の読替規定により，指定登録機関が登録事務を行う場合は「免許証明書」を交付することになっている. しかし，歯科衛生士免許では，法令上は免許証明書の交付となっているものの，免許証を交付してもよいという解釈通知が出されており，1999（平成11）年4月から「歯科衛生士免許証」が交付されている. このため，歯科技工士免許に関しても，免許証明書ではなく，「歯科技工士免許証」が交付されている.）.

　業務に従事する歯科技工士は，厚生労働省令で定める2年ごとの年の12月31日現在における「①氏名，年齢および性別，②住所，③歯科技工士名簿登録番号および登録年月日，④業務に従事する場所の所在地および名称」を，当該年の翌年1月15日

までに，その就業地の都道府県知事に届け出る義務がある（図 11-7）．この届出を怠ると 30 万円以下の罰金に処される（法第 32 条第 1 号）．

なお，業務従事届出の結果は，厚生労働省の衛生行政報告例において，就業歯科技工士数として集計・公表されている（図 2-1 参照）．

免許証の記載事項に変更を生じたときは，**免許証の書換交付**を申請することができる．また，「免許証を破り，汚し，または失ったとき」は，手数料を添えて**免許証の再交付**を申請する．破り，汚した場合は申請書にその免許書を添えて申請する．また，免許証の再交付を受けた後，失った免許証を発見したときは，その免許証を 5 日以内に指定登録機関に返納する．

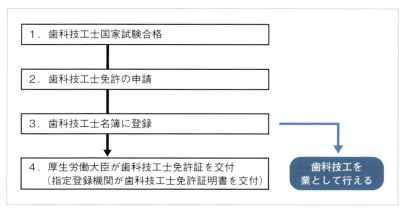

図 11-6　**歯科技工士免許証交付までの流れ**

歯科技工士業務従事者届

氏名		性別		年齢	歳
住　　所					
歯科技工士名簿登録	番　　号				
	年　月　日				
業務に従事する場所	1　歯科技工所 2　病院又は診療所 3　歯科技工士学校又は養成所 4　事業所 5　その他				
	所在地				
	名　称				
備　　考					

（注意）1. 該当する数字を○で囲むこと．
2. 「業務に従事する場所」の欄は，2 以上の場所において業務に従事している場合は，その主たるもの一つについて記載すること．
3. 名称は各種法令の規定により届け出られた名称を使用すること．
4. 昭和 57 年 3 月 31 日までに免許を取得した者は，同日現在いずれの都道府県の歯科技工士名簿に登録されていたかを備考欄に明記すること．

図 11-7　**歯科技工士業務従事者届（規則第 5 条：様式第 3 号）**

11. 歯科技工士法

5）意見の聴取

■法　第7条
　厚生労働大臣は，免許を申請した者について，第4条第2号に掲げる者に該当すると認め，同条の規定により免許を与えないこととするときは，あらかじめ，当該申請者にその旨を通知し，その求めがあつたときは，厚生労働大臣の指定する職員にその意見を聴取させなければならない．

　歯科技工士免許の申請者が，心身の障害により歯科技工士の業務を適正に行うことができない者に該当し，厚生労働大臣が免許を与えないこととするときは，その旨を申請者に通知し，求めがあれば意見の聴取を行う．

6）免許の取り消し・業務停止

■法　第8条
　歯科技工士が，第4条各号のいずれかに該当するに至つたときは，厚生労働大臣は，その免許を取り消し，又は期間を定めてその業務の停止を命ずることができる．
　2　都道府県知事は，歯科技工士について前項の処分が行われる必要があると認めるときは，その旨を厚生労働大臣に具申しなければならない．
　3　第1項の規定により免許を取り消された者であつても，その者がその取消しの理由となつた事項に該当しなくなつたとき，その他その後の事情により再び免許を与えるのが適当であると認められるに至つたときは，再免許を与えることができる．この場合においては，第6条第1項及び第2項の規定を準用する．

（[免許証]（→免許証明書）*の返納）
■令　第7条
　歯科技工士は，名簿の登録の消除を申請するときは，[住所地の都道府県知事を経由して，免許証を厚生労働大臣]（→免許証明書を指定登録機関）*に返納しなければならない．第4条第2項の規定により名簿の登録の消除を申請する者についても，同様とする．
　2　歯科技工士は，免許を取り消されたときは，5日以内に，[住所地の都道府県知事を経由して，免許証を厚生労働大臣]（→免許証明書を指定登録機関）*に返納しなければならない．

＊令第7条の2の読替規定による．

（省令への委任）
■令　第8条
　前各条に定めるもののほか，歯科技工士の免許，名簿の訂正又は免許証若しくは免許証明書の書換交付若しくは再交付の申請手続について必要な事項は，厚生労働省令で定める．

法第8条は，免許の取り消し等について規定している．

歯科技工士免許を取得した後でも，法第4条各号の欠格事由に該当すると，**免許の取り消し**や期間を定めて**業務停止**となる場合がある．いずれも厚生労働大臣の命ずるものであるが，免許の取り消しや業務停止の行政処分を行う必要があると認めた都道府県知事は，厚生労働大臣へ申し述べることになっている．免許を取り消されたときは，5日以内に免許証を厚生労働大臣に返納しなければならない（図11-8）．

免許を取り消された者が，後に取り消しの理由となった事由に該当しなくなったとき，その他その後の事情により再び免許を与えるのが適当であると認められるときは，再免許を与えることができる．免許の再交付は，改めて本人の申請により所定の手続きを経て行われる．また，厚生労働大臣は，本人からの再免許の申請とは無関係に，再免許の行政処分を行うことができるが，この場合は，本人に本法遵守の義務が生ずることから，再交付は本人の意向に任せることになる（図11-9）．

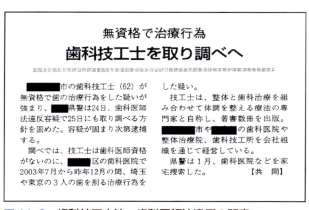

図11-8 歯科技工士法・歯科医師法違反の記事

（共同通信：2006年5月25日）

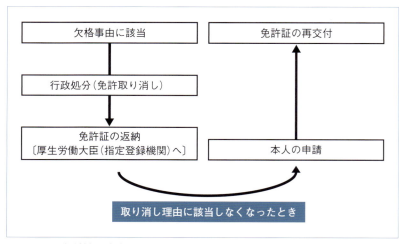

図11-9 歯科技工士免許証再交付の流れ

11. 歯科技工士法

法第8条第1項に違反した場合は，6カ月以下の拘禁刑または30万円以下の罰金に処せられ，またはこれを併科される（法第30条第1号）．

7）聴聞の方法の特例

■法　第9条
　前条第1項の規定による処分に係る行政手続法（平成5年法律第88号）第15条第1項又は第30条の通知は，聴聞の期日又は弁明を記載した書面の提出期限（口頭による弁明の機会の付与を行う場合には，その日時）の2週間前までにしなければならない．

■行政手続法
（聴聞の通知の方式）
第15条
　行政庁は，聴聞を行うに当たっては，聴聞を行うべき期日までに相当な期間をおいて，不利益処分の名あて人となるべき者に対し，次に掲げる事項を書面により通知しなければならない．
　（1）予定される不利益処分の内容及び根拠となる法令の条項
　（2）不利益処分の原因となる事実
　（3）聴聞の期日及び場所
　（4）聴聞に関する事務を所掌する組織の名称及び所在地

（弁明の機会の付与の通知の方式）
第30条
　行政庁は，弁明書の提出期限（口頭による弁明の機会の付与を行う場合には，その日時）までに相当な期間をおいて，不利益処分の名あて人となるべき者に対し，次に掲げる事項を書面により通知しなければならない．
　（1）予定される不利益処分の内容及び根拠となる法令の条項
　（2）不利益処分の原因となる事実
　（3）弁明書の提出先及び提出期限（口頭による弁明の機会の付与を行う場合には，その旨並びに出頭すべき日時及び場所）

　聴聞とは，行政機関が行政処分等の行政行為をするにあたり，行為の相手，利害関係者，参考人等の意見を聴取したり，釈明（弁明），証拠提出の機会を与えたりするために行う手続きのことをいう．本法においては，厚生労働大臣が歯科技工士免許の取り消し・業務停止等の行政処分を行うときに適用される．

8) 指定登録機関

■法　第9条の2

　厚生労働大臣は，厚生労働省令で定めるところにより，その指定する者（以下「指定登録機関」という.）に，歯科技工士の登録の実施及びこれに関連する事務（以下「登録事務」という.）を行わせることができる.

■法　第9条の6

　指定登録機関が登録事務を行う場合における第5条及び第6条第2項（第8条第3項において準用する場合を含む.）の規定の適用については，第5条中「厚生労働省」とあるのは「指定登録機関」と，第6条第2項中「厚生労働大臣」とあるのは「指定登録機関」と，「免許を与えたときは，歯科技工士免許証（以下「免許証」という.）」とあるのは「前項の規定による登録をしたときは，当該登録に係る者に歯科技工士免許証明書」とする.

　2　指定登録機関が登録事務を行う場合において，歯科技工士名簿に免許に関する事項の登録を受けようとする者又は歯科技工士免許証明書（以下「免許証明書」という.）の書換交付を受けようとする者は，実費を勘案して政令で定める額の手数料を指定登録機関に納付しなければならない.

　3　前項の規定により指定登録機関に納められた手数料は，指定登録機関の収入とする.

　法第9条の2から第9条の17までは，平成26（2014）年の法改正により追加された条文であり，法改正前までは都道府県が行っていた免許の登録等の事務を，厚生労働大臣が指定登録機関に行わせることができることとしたものであり，その指定登録機関に係る指定要件等が定められている.

9) 政令及び厚生労働省令への委任

■法　第10条

　この章に規定するもののほか，免許の申請，歯科技工士名簿の登録，訂正及び消除，免許証又は免許証明書の交付，書換交付，再交付，返納及び提出並びに住所の届出に関する事項は政令で，第9条の16第2項の規定により厚生労働大臣が登録事務の全部又は一部を行う場合における登録事務の引継ぎその他指定登録機関に関し必要な事項は厚生労働省令で定める.

　法第10条は，免許に関する諸手続き，指定登録機関関係事項等を，歯科技工士法施行令や，歯科技工士法施行規則，指定関係省令の該当条項の各規程に委任したものである.

11. 歯科技工士法

4 試 験

1）試験の目的

■法　第11条
試験は，歯科技工士として必要な知識及び技能について行う．

法第11条は，試験の目的について規定している．
歯科技工士免許を受けるためには，歯科技工士として要求される能力を有していなければならない．**歯科技工士国家試験**は，歯科技工士として必要な知識と技能を判定するために行われる．

2）試験の実施

■法　第12条
試験は，厚生労働大臣が，毎年少なくとも1回行う．

（試験の公告）
■規則　第6条
試験を施行する場所及び期日並びに受験願書の提出期間は，あらかじめ，官報で公告するものとする．

（受験の手続）
■規則　第7条
試験を受けようとする者は，受験願書に次に掲げる書類を添えて厚生労働大臣に提出しなければならない．
　（1）法第14条第1号又は第2号に該当する者であるときは，卒業証明書
　（2）法第14条第3号に該当する者であるときは，歯科医師国家試験又は歯科医師国家試験予備試験を受けることができる者であることを証する書類
　（3）法第14条第4号に該当する者であるときは，同号に規定する厚生労働大臣の認定を受けたことを証する書類
　（4）写真（出願前6箇月以内に脱帽で正面から撮影した縦6センチメートル横4センチメートルのもので，その裏面に(シギ)の記号，撮影年月日及び氏名を記載すること．）
　2　前項の受験願書は様式第4号によるものとする．

（試験の科目）
■規則　第8条
試験の科目は，次のとおりとする．

```
学説試験　歯科理工学
　　　　　歯の解剖学
　　　　　顎口腔機能学
　　　　　有床義歯技工学
　　　　　歯冠修復技工学
　　　　　矯正歯科技工学
　　　　　小児歯科技工学
　　　　　関係法規
実地試験　歯科技工実技


（合格証書）
■規則　第9条
　厚生労働大臣は，試験に合格した者に合格証書を交付するものとする．
```

　法第12条は，試験の実施について規定している．

　歯科技工士国家試験は，厚生労働大臣によって毎年1回実施されている．試験に関する事務は，平成27（2015）年度から指定試験機関が行うこととなり，それまでは都道府県単位で実施されていたが，全国統一試験となった．

　試験を施行する場所・期日，受験願書の提出期間は，あらかじめ官報で公告することになっている．受験の手続に必要な書類については規則第7条に，試験科目については規則第8条に規定されている．この内容は厚生労働省のホームページでも確認できる．

3）試験事務担当者の不正行為の禁止

```
■法　第13条
　試験委員は，試験の問題の作成及び採点について，厳正を保持し，不正の行為のないようにしなければならない．
```

　法第13条は，試験委員，試験に関する事務に携わるものの不正行為を禁止した規定である．

　不正行為とは，故意もしくは重大な過失により事前に試験問題を漏洩したり，不正な採点を行ったりすることである．本条に違反した者は，1年以下の拘禁刑または50万円以下の罰金に処される（法第29条）．

11. 歯科技工士法

4) 受験資格

■法　第14条
試験は，次の各号のいずれかに該当する者でなければ，受けることができない．
(1) 文部科学大臣の指定した歯科技工士学校を卒業した者
(2) 都道府県知事の指定した歯科技工士養成所を卒業した者
(3) 歯科医師国家試験又は歯科医師国家試験予備試験を受けることができる者
(4) 外国の歯科技工士学校若しくは歯科技工士養成所を卒業し，又は外国で歯科技工士の免許を受けた者で，厚生労働大臣が前3号に掲げる者と同等以上の知識及び技能を有すると認めたもの

（受験資格の認定申請）
■規則　第6条の2
法第14条第4号の規定による厚生労働大臣の認定を受けようとする者は，申請書に，外国の歯科技工士学校若しくは養成所を卒業し，又は外国で歯科技工士の免許を受けたことを証する書面その他の必要な書類を添えて厚生労働大臣に提出しなければならない．

（この省令の趣旨）
■指定規則　第1条
歯科技工士法（昭和30年法律第168号）第14条第1号又は第2号の規定に基づく歯科技工士学校又は歯科技工士養成所（以下「学校養成所」という．）の指定に関しては，歯科技工士法施行令（昭和30年政令第228号．以下「令」という．）に定めるもののほか，この省令の定めるところによる．
　2　前項の歯科技工士学校とは，学校教育法（昭和22年法律第26号）第1条に規定する学校及びこれに付設される同法第124条に規定する専修学校又は同法第134条第1項に規定する各種学校をいう．

（学校又は養成所の指定）
■令　第9条
行政庁は，法第14条第1号に規定する歯科技工士学校又は同条第2号に規定する歯科技工士養成所（以下「学校養成所」という．）の指定を行う場合には，入学又は入所の資格，修業年限，教育の内容その他の事項に関し主務省令で定める基準に従い，行うものとする．
　2　都道府県知事は，前項の規定により歯科技工士養成所の指定をしたときは，遅滞なく，当該歯科技工士養成所の名称及び位置，指定をした年月日その他の主務省令で定める事項を厚生労働大臣に報告するものとする．

（指定基準）
■指定規則　第2条
令第9条第1項の主務省令で定める基準は，次のとおりとする．
(1) 入学又は入所資格は，学校教育法第90条第1項に掲げるもの（歯科技工士法第

157

歯科技工管理学

14条第1号に規定する文部科学大臣の指定を受けようとする学校が大学である場合において，当該大学が学校教育法第90条第2項の規定により同項に規定する者を当該大学に入学させる場合を含む.）であること.
(2) 修業年限は，2年以上であること.
(3) 教育の内容は，別表に定めるもの以上であること.
(4) 別表に掲げる各教育内容を教授するために適当な数の教員を有し，かつ，そのうち3人以上は歯科医師又は歯科技工士である専任教員であること.
(5) 学生又は生徒の定員は，1学級30人以内であること．ただし，授業の方法及び施設，設備その他の教育上の諸条件を考慮して，教育効果を十分に挙げられる場合は，この限りでない.
(6) 同時に授業を行う学級の数を下らない数の専用の普通教室を有すること.
(7) 基礎実習室，歯科技工実習室及び歯科理工学検査室を有すること.
(8) 教育上必要な機械器具，標本，模型及び図書を有すること.
(9) 管理及び維持経営の方法が確実であること.

　法第14条は，**受験資格**について規定している.

　歯科技工士国家試験の受験資格は，「①文部科学大臣の指定した歯科技工士学校を卒業した者，②都道府県知事の指定した歯科技工士養成所を卒業した者，③歯科医師国家試験または歯科医師国家試験予備試験を受けることができる者，④外国の歯科技工士学校もしくは歯科技工士養成所を卒業し，または外国で歯科技工士の免許を受けた者で，厚生労働大臣が認めたもの」となっている.

　歯科大学（歯学部）を卒業しただけでは，歯科技工士国家試験の受験資格を得ただけのことであり，歯科技工士となるためには歯科技工士国家試験に合格しなければならない．ただし，法第17条にあるように，歯科技工士の資格がなくとも歯科医師の資格があれば歯科技工を行うことができる．また，外国の歯科技工士免許をもっていても受験資格を得られるだけで，日本の歯科技工士免許を受けていなければ，歯科技工を業とすることはできない.

　歯科技工士学校養成所の指定等については，施行令，施行規則および指定規則に詳細が規定されている.

5）試験の無効等

■法　第15条

　厚生労働大臣は，試験に関して不正の行為があつた場合には，その不正行為に関係のある者に対しては，［その受験を停止させ，又はその試験］（→その試験）＊を無効とすることができる.

　2　厚生労働大臣は，［前項］（→前項又は第15条の6第1項）＊の規定による処分を受けた者に対し，期間を定めて試験を受けることができないものとすることができる.

＊法第15条の6の読替規定による.

法第15条は，試験の無効等について規定している．

歯科技工士国家試験で受験者の不正が発覚すると，それ以後の受験が停止される
か，その試験が無効とされる．この処分を受けた者は，一定期間，受験を許されない
ことがある．

6）受験手数料

■法　第15条の2
試験を受けようとする者は，実費を勘案して政令で定める額の受験手数料を［国］
（→指定試験機関）＊に納付しなければならない．
2　前項の受験手数料は，これを納付した者が試験を受けない場合においても，返還
しない．

*法第15条の6の読替規定による．

法第15条の2は，受験手数料について規定している．

この歯科技工士国家試験の受験手数料は，別途政令で定めることとされている．

7）指定試験機関

■法　第12条の2
厚生労働大臣は，厚生労働省に置く歯科技工士試験委員（次項及び次条において「試
験委員」という．）に，試験の問題の作成及び採点を行わせる．
2　試験委員に関し必要な事項は，政令で定める．

■法　第15条の3
厚生労働大臣は，厚生労働省令で定めるところにより，その指定する者（以下「指定
試験機関」という．）に，試験の実施に関する事務（以下「試験事務」という．）を行わ
せることができる．
2　指定試験機関の指定は，厚生労働省令で定めるところにより，試験事務を行おう
とする者の申請により行う．

■法　第15条の4
指定試験機関は，試験の問題の作成及び採点を歯科技工士試験委員（次項及び第3項
並びに次条並びに第15条の7において読み替えて準用する第9条の3第2項及び第9
条の7において「試験委員」という．）に行わせなければならない．
2　指定試験機関は，試験委員を選任しようとするときは，厚生労働省令で定める要
件を備える者のうちから選任しなければならない．
3　指定試験機関は，試験委員を選任したときは，厚生労働省令で定めるところによ
り，厚生労働大臣にその旨を届け出なければならない．試験委員に変更があつたときも，
同様とする．

歯科技工管理学

■法　第15条の5
　試験委員は，試験の問題の作成及び採点について，厳正を保持し，不正の行為のない
ようにしなければならない．

■法　第15条の6
　指定試験機関が試験事務を行う場合において，指定試験機関は，試験に関して不正の
行為があつたときは，その不正行為に関係のある者に対しては，その受験を停止させる
ことができる．
　2　前項に定めるもののほか，指定試験機関が試験事務を行う場合における第15条及
び第15条の2第1項の規定の適用については，第15条第1項中「その受験を停止させ，
又はその試験」とあるのは「その試験」と，同条第2項中「前項」とあるのは「前項又
は第15条の6第1項」と，第15条の2第1項中「国」とあるのは「指定試験機関」と
する．
　3　前項の規定により読み替えて適用する第15条の2第1項の規定により指定試験機
関に納められた受験手数料は，指定試験機関の収入とする．

　歯科技工士国家試験は厚生労働大臣が行うとの規定に基づき，厚生労働省に置く歯
科技工士国家試験委員の規定があるが，平成27（2015）年度より，歯科技工士国家
試験の実施に関する事務を，厚生労働大臣が指定する指定試験機関に行わせることに
なった．その指定試験機関における歯科技工士試験委員に関する規定，不正行為が
あった場合の受験の停止等の規定，指定登録機関に関する諸規定を試験実施機関に関
する規定に読み替えることが定められている．

5 業　務

1）禁止行為

■法　第17条
　歯科医師又は歯科技工士でなければ，業として歯科技工を行つてはならない．
　2　歯科医師法（昭和23年法律第202号）第7条第1項の規定により歯科医業の停止
を命ぜられた歯科医師は，業として歯科技工を行つてはならない．

　法第17条は，歯科医師または歯科技工士以外の者に対して，業として歯科技工を
行うことを禁止した規定である．
　歯科技工は，歯科医療を補足する業務として，高度な技術と知識を必要とする専門
的なものである．歯科医業の停止処分を受けた歯科医師は，当然，歯科技工の業務を
行うことも禁止される．
　本条第1項で歯科技工士の業務独占として一般人が歯科技工を行うことを禁止した
のは，粗悪な補綴物等が作られることで歯科医療に支障を与えないようにするためで
ある．しかし，無資格者が歯科技工作業の過程において，製作物に何らの影響を及ぼ

160

11. 歯科技工士法

歯科技工法の疑義について

(昭和30年12月17日　厚生省医務局長宛，三重県民生部長照会，昭和31年2月27日　厚生省医務局長回答)

問：歯科医師が歯科技工を行うに当り自己の家族をして助手的行為に従事せしめる場合はたとえその業務内容が歯科技工に属する場合であつても歯科技工法の適用を受けないものと解してよいか.

答：当該助手的行為が，歯科技工法第2条第1項に規定する「歯科技工」に該当する場合は，当然，同法の適用を受ける.

問：もし前項による業務内容が歯科技工法の適用を受けるとすればその業務範囲は具体的に如何なる作業を指すか，また一般人に許容されるべき補助的業務は如何なる作業を指すか.

答：歯科技工が行われるに際し，一般人に許容される補助的業務の範囲は，歯科技工の製品に何等影響を及ぼさないような単純軽微な行為を歯科医師又は歯科技工士（特殊技工士を含む）の手足として行う場合に限ると解せられるが，具体的には個々の事例につき判断すべきものである.

歯科技工士法上の疑義について

(平成6年9月2日　厚生省健康政策局歯科衛生課長宛，(社)日本歯科技工士会長照会，平成6年9月9日第24号　厚生省健康政策局歯科衛生課長回答)

問：歯科技工物の作成に係る一連の工程の一部分における製作物を作成し，修理し，又は加工することは，当該製作物を「半製品」又は「中間製作物」等と称したとしても，歯科技工法第2条第1項にいう「歯科技工」に該当するものであり，歯科医師又は歯科技工士のみが適法に行うことができると解されるが，如何か.

答：貴見のとおりである.

図 11-10，11　歯科技工（士）法の疑義について

さない軽微単純な行為は，規定には違反しないとされている．具体的には個々の事例について判断すべきとしている（図 11-10，11）.

　法第 17 条第 1 項に違反すると，1 年以下の拘禁刑もしくは 50 万円以下の罰金に処せられ，またはこれを併科される（法第 28 条第 1 号）．法第 17 条第 2 項に違反した場合は 6 カ月以下の拘禁刑または 30 万円以下の罰金，または併科される（法第 30 条第 2 号）.

2) 歯科技工指示書

■法　第 18 条

　歯科医師又は歯科技工士は，厚生労働省令で定める事項を記載した歯科医師の指示書によらなければ，業として歯科技工を行つてはならない．ただし，病院又は診療所内の場所において，かつ，患者の治療を担当する歯科医師の直接の指示に基いて行う場合は，この限りでない.

（指示書）
■**規則　第12条**
法第18条の規定による指示書の記載事項は，次のとおりとする．
(1) 患者の氏名
(2) 設計
(3) 作成の方法
(4) 使用材料
(5) 発行の年月日
(6) 発行した歯科医師の氏名及び当該歯科医師の勤務する病院又は診療所の所在地
(7) 当該指示書による歯科技工が行われる場所が歯科技工所であるときは，その名称及び所在地

法第18条は，歯科技工指示書について規定している．

歯科技工士は業務を行うにあたって，歯科医師の指示がなければ，当該患者のための補綴物等を作成することはできない．このため**歯科技工指示書**に一定の記載事項を記入することによって指示が確実に行われ，歯科技工の業務が適正に遂行されるように規定されている．記載事項は歯科技工に関するもので，平成25（2013）年4月から，患者の氏名，歯科技工所の所在地等が追加された．歯科技工指示書は歯科医師個人が歯科技工所（場所）宛てに発行するものであり，歯科技工士（個人）宛てではない．

なお，病院や診療所内で歯科技工業務を行う際に，患者の治療を担当している歯科医師から直接指示がある場合は，歯科技工指示書がなくても歯科技工業務に支障がないと考えられるので，この限りでないとされている．法第18条に違反すると30万円以下の罰金に処される（法第32条第2号）．

近年，インターネットの普及に伴い，国外で作成された補綴物等を病院または診療所の歯科医師が輸入し，患者に供する事例が散見されているが，このことの取り扱いについて，平成17（2005）年9月に厚生労働省医政局歯科保健課長より「国外で作成された補てつ物等の取り扱いについて」の通知が，平成23（2011）年6月に厚生労働省医政局長より「歯科医療における補てつ物等のトレーサビリティに関する指針について」の通知が出ている（図11-12, 13．p.82参照）．

治療にあたる歯科医師から補綴物等の作成や加工を指示された歯科技工士が，その歯科医師の指示していない第三者へ補綴物等の作成や加工を依頼することは，補綴物等の作成等の再委託にあたり，これはその歯科医師の指示書に基づかない歯科技工が行われることになるため認められない．

平成 17 年 9 月 8 日
医政歯発第 0908001 号

各都道府県衛生主管部（局）長

厚生労働省医政局歯科保健課長

国外で作成された補てつ物等の取り扱いについて

歯科医療の用に供する補てつ物等については、通常、患者を直接診療している病院又は診療所内において歯科医師又は歯科技工士（以下「有資格者」という。）が作成するか、病院又は診療所の歯科医師から委託を受けた歯科技工所において、歯科医師から交付された指示書に基づき有資格者が作成しているところであり、厚生労働省では、「歯科技工所の構造設備基準及び歯科技工所における歯科補てつ物等の作成等及び品質管理指針について」（平成 17 年 3 月 18 日付け医政発第 0318003 号厚生労働省医政局長通知）において、歯科技工所として遵守すべき基準等を示し、歯科補てつ物等の質の確保に取り組んでいるところです。

しかしながら、近年、インターネットの普及等に伴い、国外で作成された補てつ物等を病院又は診療所の歯科医師が輸入（輸入手続きは歯科医師自らが行う場合と個人輸入代行業者に委託する場合がある。）し、患者に供する事例が散見されています。

歯科技工については、患者を治療する歯科医師の責任の下、安全性等に十分配慮したうえで実施されるものですが、国外で作成された補てつ物等については、使用されている歯科材料の性状等が必ずしも明確でなく、また、我が国の有資格者による作成ではないことが考えられることから、補てつ物等の品質の確保の観点から、別添のような取り扱いとしますので、よろしく御了知願います。

別　添

歯科疾患の治療等のために行われる歯科医療は、患者に適切な説明をした上で、歯科医師の素養に基づく高度かつ専門的な判断により適切に実施されることが原則である。

歯科医師がその歯科医学的判断及び技術によりどのような歯科医療行為を行うかについては、医療法（昭和 23 年法律 205 号）第 1 条の 2 及び第 1 条の 4 に基づき、患者の意思や心身の状態、現在得られている歯科医学的知見等も踏まえつつ、個々の事例に即して適切に判断されるべきものであるが、国外で作成された補てつ物等を病院又は診療所の歯科医師が輸入し、患者に供する場合は、患者に対して特に以下の点についての十分な情報提供を行い、患者の理解と同意を得るとともに、良質かつ適切な歯科医療を行うよう努めること。

1）当該補てつ物等の設計
2）当該補てつ物等の作成方法
3）使用材料（原材料等）
4）使用材料の安全性に関する情報
5）当該補てつ物等の科学的知見に基づく有効性及び安全性に関する情報
6）当該補てつ物等の国内外での使用実績等
7）その他、患者に対し必要な情報

図 11-12　厚生労働省通知「国外で作成された補てつ物等の取り扱いについて」

平成２３年６月２８日
医政発０６２８第４号

各　都道府県知事　殿

厚生労働省医政局長

歯科医療における補てつ物等のトレーサビリティに関する指針について

国外で作成する歯科医療の用に供する補てつ物等については、これまで「国外で作成された補てつ物等の取り扱いについて」（平成１７年９月８日付け医政歯発第０９０８００１号医政局歯科保健課長通知）及び「補てつ物等の作成を国外に委託する場合の使用材料の指示等について」（平成２２年３月３１日付け医政歯発０３３１第１号医政局歯科保健課長通知）により、その品質の確保に努めるよう周知してきた。

しかしながら、歯科医療技術の進展、補てつ物の作成委託に係る形態及び物流システムの多様化に伴い国外で作成された補てつ物等の安全性について関心が高まってきたことを踏まえ、より安心で安全な歯科医療を確立するため別添のとおり「歯科医療における補てつ物等のトレーサビリティに関する指針」を策定したので、今後はこの指針の内容を御了知の上、貴管内及び管下の市町村（特別区を含む）、関係機関、関係団体等に周知するとともに、歯科医療従事者等に対して周知の徹底及び遵守の要請を図られたい。

＜資料＞

補てつ物管理票
＜Dental prosthesis label for the traceability＞

1	発行（委託）日【date of order】		患者名／カルテ番号等【name of patient／case-record No.】		
1	歯科医療機関名【name of clinic】		歯科医師名【name of dentist】	印 signature	
1	歯科医療機関住所【address of clinic】	〒<zip>	電話番号【phone】		
1	補てつ物名【type of prosthesis】				
1	使用材料名等【name of materials】		製品名【name of product】	製造販売業者名【name of manufacture / distributor】	使用材料名【names of materials】
1			1		
1			2		
1			3		
1			4		
1			5		
1	設計及び作成方法【Instruction for design and fabrication】	<by FDI Two-Digit Notation> 18 17 16 15 14 13 12 11 | 21 22 23 24 25 26 27 28 / 48 47 46 45 44 43 42 41 | 31 32 33 34 35 36 37 38 ＜備考：remarks＞			
1	委託先名【name of commission】		担当者名【name of personnel contact】		
1	委託先住所【address of commission】	〒<zip>	電話番号【phone】		
2	歯科技工所等名【name of laboratory】		作業責任者名【name of supervisor】	印 signature	
2	歯科技工所等住所【address of laboratory】	〒<zip>	電話番号【phone】		
2	受取日【date received】		最終確認日【date finally evaluated】		発送日【shipping date】
2	作業内容【working】	作業日【date of working】	作業内容【working】		
2	使用材料名等【name of materials】	使用材料の組成【composition of materials】	認証番号等【approval num.】	ロット番号／製造番号等【lot num. / serial num.】	
2		1			
2		2			
2		3			
2		4			
2		5			
2	特記事項【special remarks】				
1	納品日【date returned】		歯科医師名【name of dentist】	印 signature	
1	特記事項【special remarks】				

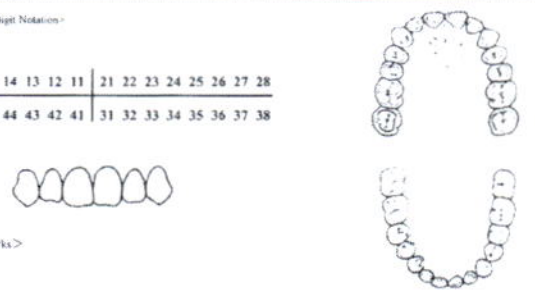

*1　1は歯科医療機関が、2は歯科技工所等が記入すること。なお、書ききれない場合は複写して2枚目以降に添付すること。
Dentists have to fill all the necessary items in the section 1 (clinic part). The workers in the first laboratory, in the section 2 (laboratory part).
In case that additional label is needed, fill necessary items in the copy of this label.
*2　歯科医療機関記入欄については、歯科技工指示書等の写しを裏面に添付しても差し支えない。
*3　歯科技工所等記入欄については、歯科技工録の写し等を裏面に添付しても差し支えない。
Instead of section 2, laboratory record of dental prosthesis is available.
In that case, please attach the copy to the back of this label.
*4　使用材料（使用材料の組成等）に関する書類は裏面に添付すること。
Please attach any documentation regarding the materials (composition of materials) to the back side of this label.

図 11-13　厚生労働省通知「歯科医療における補てつ物等のトレーサビリティに関する指針について」

3）指示書の保存義務

■法　第19条
　病院，診療所又は歯科技工所の管理者は，当該病院，診療所又は歯科技工所で行われた歯科技工に係る前条の指示書を，当該歯科技工が終了した日から起算して2年間，保存しなければならない．

　法第19条は，歯科技工指示書の保存義務について規定している．

　歯科技工指示書は2年間の保存義務がある．このことは，歯科技工が歯科技工指示書どおりに行われたかを確認できるようにするためと，歯科技工の業務が必ず歯科技工指示書に基づいて行われるという原則を確保するためのものである．歯科技工指示書の保存義務者は歯科技工が行われた病院，診療所または外注歯科技工が行われた歯科技工所の管理者となっている．歯科技工指示書を歯科技工所に発行した歯科医師は，診療録（カルテ）にその内容を記載する．

　法第19条に違反すると30万円以下の罰金に処される（法第32条第3号）．この罰則を受ける管理者が医療施設の従事者で，その施設が法人の場合は，法人に対しても同様の罰則が処される（法第33条）．これは「**両罰規定**」といわれている．

4）業務上の注意

■法　第20条
　歯科技工士は，その業務を行うに当つては，印象採得，咬合採得，試適，装着その他歯科医師が行うのでなければ衛生上危害を生ずるおそれのある行為をしてはならない．

　法第20条は，歯科技工士の業務上の注意について規定している．

　歯科医療行為である印象採得，咬合採得，試適，装着等は，業務独占として歯科医師以外が行うことはできないが，これらの診療行為は，歯科技工士が行う歯科技工業務と密接に関連しているところがある．そこで本条は，歯科技工士が自己の業務範囲を逸脱して歯科医療行為の領域に踏み込まないように，訓示的な規定として設けられている．

　このような趣旨から法第20条は規定されているので，違反に対する罰則は付されていない．しかし，これらの歯科医療行為を歯科技工士が行えば，歯科医師法（第17条）違反ということになり，3年以下の拘禁刑もしくは100万円以下の罰金に処せられ，または併科される（歯科医師法第29条第1項第1号）（図11-14）．

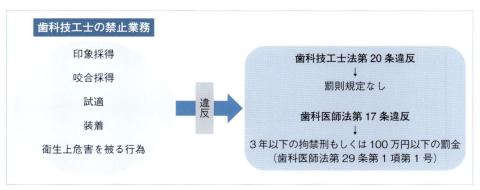

図 11-14　歯科医療行為の禁止

5）秘密を守る義務

■法　第 20 条の 2
　歯科技工士は，正当な理由がなく，その業務上知り得た人の秘密を漏らしてはならない．歯科技工士でなくなつた後においても，同様とする．

　法第 20 条の 2 は，秘密を守る義務について規定している．
　歯科技工士は，医療の倫理規定として，業務上知り得た人の秘密について，歯科技工士法のなかで**守秘義務**が定められている．
　「秘密」とは「一般に知られていない事実であって，これを他人に知られないことが，本人にとって相当の利益があると客観的に認められるものをいう」とされている．人の秘密の「人」とは，その業務に関連した患者のことであり，この患者の秘密を他人に告知することを禁止している．「正当な理由」とは，①患者本人の承諾があった場合，②法令上の届出義務による届け出先への告知，のことをいう．「歯科技工士でなくなった後」とは，免許取り消しの行政処分を受けたか，本人が自らの意志で歯科技工士名簿の登録の消除を行い，歯科技工士としての身分を失ったことをいい，この場合でも，守秘義務は遵守しなければならないとされている．
　本条に違反すると 50 万円以下の罰金に処される（法第 31 条第 1 項）．なお，この罰則は被害者本人の告訴がなければ公訴を提起できない「親告罪」とされている（法第 31 条第 2 項）．

6）歯科技工に関する業務記録の作成・保存

（記録の作成及び保存）
■規則　第 15 条
　開設者は，指示書による歯科技工ごとに，その記録を作成して 3 年間これを保存するものとする．

歯科技工管理学

　令和4年3月31日に公布された歯科技工士法施行規則の一部を改正する省令により，指示書による歯科技工ごとに，開設者は記録（歯科技工録）を作成して3年間保存することが規則第15条に新設された．この規定は令和5年4月1日から施行された．

6 歯科技工所

1）届　出

■法　第21条
　歯科技工所を開設した者は，開設後10日以内に，開設の場所，管理者の氏名その他厚生労働省令で定める事項を歯科技工所の所在地の都道府県知事（その所在地が保健所を設置する市又は特別区の区域にある場合にあつては，市長又は区長．第26条第1項を除き，以下この章において同じ．）に届け出なければならない．届け出た事項のうち厚生労働省令で定める事項に変更を生じたときも，同様とする．
　2　歯科技工所の開設者は，その歯科技工所を休止し，又は廃止したときは，10日以内に，その旨を都道府県知事に届け出なければならない．休止した歯科技工所を再開したときも，同様とする．

（届出事項）
■規則　第13条
　法第21条第1項前段の規定により届け出なければならない事項は，次の通りとする．
　（1）開設者の住所及び氏名（法人であるときは，その名称及び主たる事務所の所在地）
　（2）開設の年月日
　（3）名称
　（4）開設の場所
　（5）管理者の住所及び氏名
　（6）業務に従事する者の氏名並びに当該者が第4号に掲げる場所以外の場所において，電子計算機を用いた情報処理による，特定人に対する歯科医療の用に供する補てつ物，充てん物又は矯正装置の設計及びこれに付随する業務を行う場合は，その旨及び当該者の連絡先
　（7）構造設備の概要及び平面図
　2　法第21条第1項後段の規定により届け出なければならない事項は，前項第1号及び第3号から第7号までに掲げる事項とする．

　法第21条は，歯科技工所の届出について規定している．

　歯科技工所の開設者は，開設，休止・廃止，再開したときは，その日以降10日以内に所在地の保健所を設置する自治体（都道府県または保健所設置市）の長へ届け出ることが規定されている．窓口は保健所となる．

　開設届けに記載する定められた事項とは「開設の場所」，「管理者の氏名」，「その他厚生労働省令で定める事項（規則第13条第1〜7号）」であり，休止していた歯科技

工所を再開したときも同様の事項を届け出る。開設届けの届出事項に変更があったときは（規則第13条第1，3〜7号）の事項について届け出る。

　なお，CAD/CAM装置などを用いて自宅などでのリモートワークが可能であることを明確化するために，令和4年3月31日に歯科技工士法施行規則の一部を改正する省令が公布された。この改正により，歯科技工所の届出事項として，リモートワークを行う者などが追加された（規則第13条第6号）。また，歯科技工所の構造設備基準として，リモートワークを行う者がいる場合は，個人情報の適切な管理のための措置を講じていることが追加された（規則第13条の2第13号）。

2) 管理者

■法　第22条
　歯科技工所の開設者は，自ら歯科医師又は歯科技工士であつてその歯科技工所の管理者となる場合を除くほか，その歯科技工所に歯科医師又は歯科技工士たる管理者を置かなければならない。

　法第22条は，歯科技工所の管理者について規定している。

　管理者は，歯科技工所の法律上の総括的な責任者である。したがって，そこで歯科技工を行う有資格者すなわち歯科医師，歯科技工士が歯科技工所の管理者となることを定めたものである。開設者についてはこのような規定はなく，無資格者が開設してもよいことになっている。

　これに違反して管理者となった者および当該歯科技工所の開設者は，いわゆる両罰規定として30万円以下の罰金に処される（法第32条第3号，第33条）。

3) 管理者の義務

■法　第23条
　歯科技工所の管理者は，その歯科技工所に勤務する歯科技工士その他の従業者を監督し，その業務遂行に欠けるところがないように必要な注意をしなければならない。

　法第23条は，歯科技工所の管理者の義務について規定している。

　歯科技工所の管理者として，当然なすべき一般的な注意義務を定めたもので，罰則規定がない訓示的な規定である。

4) 改善命令

■法　第24条
　都道府県知事は，歯科技工所の構造設備が不完全であつて，当該歯科技工所で作成し，

修理し，又は加工される補てつ物，充てん物又は矯正装置が衛生上有害なものとなるおそれがあると認めるときは，その開設者に対し，相当の期間を定めて，その構造設備を改善すべき旨を命ずることができる．

（歯科技工所の構造設備基準）
■規則　第13条の2
　法第24条に規定する歯科技工所の構造設備は，次の各号に掲げる基準のいずれにも適合するものでなければならない．
　(1) 歯科技工を行うのに必要な設備及び器具等を備えていること．
　(2) 歯科技工を円滑かつ適切に行うのに支障のないよう設備及び器具等が整備及び配置されており，かつ，清掃及び保守が容易に実施できるものであること．
　(3) 手洗設備を有すること．
　(4) 常時居住する場所及び不潔な場所から明確に区別されていること．
　(5) 安全上及び防火上支障がないよう機器を配置でき，かつ，10平方メートル以上の面積を有すること．
　(6) 照明及び換気が適切であること．
　(7) 床は，板張り，コンクリート又はこれらに準ずるものであること．ただし，歯科技工作業の性質上やむを得ないと認められる場合は，この限りでない．
　(8) 出入口及び窓は，閉鎖できるものであること．
　(9) 防じん，防湿，防虫又は防そのための設備を有すること．
　(10) 廃水及び廃棄物の処理に要する設備及び器具を備えていること．
　(11) 歯科技工に伴って生じるじんあい又は微生物による汚染を防止するのに必要な構造及び設備を有すること．
　(12) 歯科技工に使用される原料，材料，中間物等を衛生的かつ安全に貯蔵するために必要な設備を有すること．
　(13) 前条第1項第4号に掲げる場所以外の場所において，電子計算機を用いた情報処理による，特定人に対する歯科医療の用に供する補てつ物，充てん物又は矯正装置の設計及びこれに付随する業務を行う者がいる場合は，個人情報の適切な管理のための特段の措置を講じていること．

　都道府県知事は，歯科技工所に対して構造設備の改善を命ずることができる．歯科技工所は，病院や診療所と違い，直接患者の診療を行うことはないので，医療法で定められているような，患者のための施設の清潔，構造設備の衛生，保安に関する規定はない．歯科技工業務によって作成された補綴物等が衛生的であることが確保できるように規定しているのであって，これにそぐわない場合は，改善命令を出すこととなる．
　なお，歯科技工所の構造設備基準は，平成24（2012）年10月2日に公布された歯科技工士法施行規則の一部を改正する省令により，規則第13条の2に追加され，平成25（2013）年4月1日から施行された．この改正に伴い，厚生労働省医政局長より「歯科技工所における歯科補てつ物等の作成等及び品質管理指針について」の通知が発出された（p.78参照）．

11. 歯科技工士法

5) 使用の禁止

■法 第25条

都道府県知事は，歯科技工所の開設者が前条の規定に基く命令に従わないときは，その開設者に対し，当該命令に係る構造設備の改善を行うまでの間，その歯科技工所の全部又は一部の使用を禁止することができる．第9条の規定は，この場合において準用する．

法第25条は，法第24条の都道府県知事による改善命令に従わないとき，問題の部分が改善されるまでの当該歯科技工所の使用禁止について規定している．

このことは，あくまでも作成された補綴物等が衛生的な製品であることを目的とするためのもので，改善命令に従わない管理者に対する懲罰として使用を禁止するものではない．この規定に従わないときは，6カ月以下の拘禁刑もしくは30万円以下の罰金に処され，または併科される（法第30条第3号）．

使用禁止命令は，歯科技工所にとって不利益処分であることから，都道府県知事は法第9条に準じて，聴聞や弁明の機会の付与の手続きをとらねばならない．

6) 広告の制限

■法 第26条

歯科技工の業又は歯科技工所に関しては，文書その他いかなる方法によるを問わず，何人も，次に掲げる事項を除くほか，広告をしてはならない．
　(1) 歯科医師又は歯科技工士である旨
　(2) 歯科技工に従事する歯科医師又は歯科技工士の氏名
　(3) 歯科技工所の名称，電話番号及び所在の場所を表示する事項
　(4) その他都道府県知事の許可を受けた事項
　2　前項各号に掲げる事項を広告するに当つても，歯科医師若しくは歯科技工士の技能，経歴若しくは学位に関する事項にわたり，又はその内容が虚偽にわたつてはならない．

法第26条は，広告の制限について規定している．

歯科技工所における歯科技工業務は，必ず歯科医師からの歯科技工指示書によって行われることが原則となっているので，患者への直接的な対面行為が行われることはない．そこで，医療法における病院や診療所に対するような広告規則は，歯科技工所には必要がないと考えられる．

しかし，法第20条で規制されているような歯科医療行為を歯科技工士も行えるかのような紛らわしい広告を出して，歯科技工士の業務上の注意事項に触れることがないように，広告の制限が設けられている．また，本条に違反すると30万円以下の罰金に処され，いわゆる両罰規定が適用されることがある（法第32条第3号，第33条）．

歯科技工管理学

7）報告の徴収及び立ち入り検査

■法　第27条
　都道府県知事は，必要があると認めるときは，歯科技工所の開設者若しくは管理者に対し，必要な報告を命じ，又は当該職員に，歯科技工所に立ち入り，その清潔保持の状況，構造設備若しくは指示書その他の帳簿書類（その作成又は保存に代えて電磁的記録（電子的方式，磁気的方式その他人の知覚によつては認識することができない方式で作られる記録であつて，電子計算機による情報処理の用に供されるものをいう.）の作成又は保存がされている場合における当該電磁的記録を含む.）を検査させることができる.
　2　前項の規定によつて立入検査をする当該職員は，その身分を示す証明書を携帯し，かつ，関係人の請求があるときは，これを提示しなければならない.
　3　第1項の規定による権限は，犯罪捜査のために認められたものと解してはならない.

　都道府県知事は歯科技工所を取り締まり，監督する立場にあり，業務内容，構造設備の状態を的確に把握している必要がある．このため必要に応じて吏員（地方公務員）が歯科技工所に立ち入り，衛生状態や機械設備の検査，歯科技工指示書その他の帳簿書類の作成や保存等を検査し，開設者や管理者に対して必要な報告を命じることになる．この権限は，取り締まり，監督するためのものであり，犯罪の捜査のために認められているものではない.

　立ち入り検査は，歯科技工所の意向にかかわらず，強制的に執行されるものであるから，この権限をもつ吏員は「身分を示す証明書」を携帯して，関係人（立ち入り検査に利害関係がある歯科技工所の開設者や管理者）に提示しなければならない.

　報告の虚偽怠慢，検査の妨害，逃避等をしたものは，30万円以下の罰金に処され，いわゆる両罰規定が適用されることがある（法第32条第4号，第33条）.

7　雑　則

1）権限の委任

■法　第27条の2
　この法律に規定する厚生労働大臣の権限は，厚生労働省令で定めるところにより，地方厚生局長に委任することができる.
　2　前項の規定により地方厚生局長に委任された権限は，厚生労働省令で定めるところにより，地方厚生支局長に委任することができる.

8　罰　則（表11-1）

■法　第28条
　次の各号のいずれかに該当する者は，1年以下の拘禁刑若しくは50万円以下の罰金に処し，又はこれを併科する.

11. 歯科技工士法

表11-1 歯科技工に関する違反行為と罰則等

違反行為		罰則等
無資格者の歯科技工業務（17条1項）		1年以下の拘禁刑若しくは50万円以下の罰金，ま
不正による免許取得（28条2号）		たはこれの併科（28条）
試験事務担当者の不正行為（13条）		1年以下の拘禁刑または50万円以下の罰金（29条）
業務停止命令違反（8条1項）		6カ月以下の拘禁刑若しくは30万円以下の罰金，
歯科医業停止命令違反［歯科技工］（17条2項）		またはこれの併科（30条）
歯科技工所の使用禁止違反*（25条）		
秘密を守る義務違反（20条の2）		50万円以下の罰金［親告罪］（31条）
業務従事者届違反（6条3項）		
歯科技工指示書規定違反（18条）		
歯科技工指示書保存義務違反*（19条）		
歯科技工所届出義務違反*（21条）		30万円以下の罰金（32条）
管理者設置義務違反*（22条）		
広告制限規定違反*（26条）		
報告立入検査規定違反*（27条1項）		
受験者の不正行為（15条）		受験停止，試験無効，試験禁止（15条）
参考	歯科医業停止命令違反［歯科医業］（歯科医師法7条1項）	1年以下の拘禁刑若しくは50万円以下の罰金，またはこれの併科（歯科医師法30条1号）
	無資格者の歯科医業（同17条）	3年以下の拘禁刑若しくは100万円以下の罰金，またはこれの併科（同29条1項1号）
	無資格者の歯科医業・名称使用（同17，18条）	3年以下の拘禁刑若しくは200万円以下の罰金，またはこれの併科（同29条2項）
	無資格者の歯科医師名称使用（同18条）	50万円以下の罰金（同31条の2）

＊：両罰規定（33条）が適用される

   （1）第17条第1項の規定に違反した者
   （2）虚偽又は不正の事実に基づいて免許を受けた者

■法　第28条の2
　第9条の7第1項（第15条の7において準用する場合を含む.）の規定に違反して，登録事務又は試験事務に関して知り得た秘密を漏らした者は，1年以下の拘禁刑又は50万円以下の罰金に処する.

■法　第28条の3
　第9条の13第2項（第15条の7において準用する場合を含む.）の規定による登録事務又は試験事務の停止の命令に違反したときは，その違反行為をした指定登録機関又は指定試験機関の役員又は職員は，1年以下の拘禁刑又は50万円以下の罰金に処する.

■法　第29条
　第13条又は第15条の5の規定に違反して，不正の採点をした者は，1年以下の拘禁刑又は50万円以下の罰金に処する.

■法　第30条
　次の各号のいずれかに該当する者は，6箇月以下の拘禁刑若しくは30万円以下の罰金に処し，又はこれを併科する.

歯科技工管理学

  (1) 第8条第1項の規定により業務の停止を命ぜられた者で，当該停止を命ぜられた期間中に，業務を行つたもの

  (2) 第17条第2項の規定に違反した者

  (3) 第25条の規定による処分に違反した者

■法　第31条

  第20条の2の規定に違反して，業務上知り得た人の秘密を漏らした者は，50万円以下の罰金に処する．

  2　前項の罪は，告訴がなければ公訴を提起することができない．

■法　第32条

  次の各号のいずれかに該当する者は，30万円以下の罰金に処する．

  (1) 第6条第3項の規定に違反した者

  (2) 第18条の規定に違反した者

  (3) 第19条，第21条第1項若しくは第2項，第22条又は第26条の規定に違反した者

  (4) 第27条第1項の規定による報告を怠り，若しくは虚偽の報告をし，又は当該職員の検査を拒み，妨げ，若しくは忌避した者

■法　第32条の2

  次の各号のいずれかに該当するときは，その違反行為をした指定登録機関又は指定試験機関の役員又は職員は，30万円以下の罰金に処する．

  (1) 第9条の8（第15条の7において準用する場合を含む．）の規定に違反して，帳簿を備え付けず，帳簿に記載せず，若しくは帳簿に虚偽の記載をし，又は帳簿を保存しなかつたとき．

  (2) 第9条の10（第15条の7において準用する場合を含む．）の規定による報告をせず，又は虚偽の報告をしたとき．

  (3) 第9条の11第1項（第15条の7において準用する場合を含む．以下この号において同じ．）の規定による立入り若しくは検査を拒み，妨げ，若しくは忌避し，又は同項の規定による質問に対して陳述をせず，若しくは虚偽の陳述をしたとき．

  (4) 第9条の12（第15条の7において準用する場合を含む．）の許可を受けないで登録事務又は試験事務の全部を廃止したとき．

■法　第33条

  法人の代表者又は法人若しくは人の代理人，使用人その他の従業者が，その法人又は人の業務に関して，第30条第3号又は第32条第3号若しくは第4号の違反行為をしたときは，行為者を罰するほか，その法人又は人に対しても，各本条の罰金刑を科する．

  令和4年6月17日に刑法等の一部を改正する法律の施行に伴う関係法律の整理等に関する法律が公布され，刑法9条で規定されている「懲役」と「禁固」という2種類の刑罰を一つにし，「拘禁刑」が創設されるなどの改正が行われた．この改正は，令和7（2025）年6月1日から施行された．

12 医療法，歯科医師法，歯科衛生士法

到達目標

① 医療法の目的を説明できる．
② 病院と診療所の法的定義を述べる．
③ 歯科医師法の目的を説明できる．
④ 歯科医師の任務を説明できる．
⑤ 歯科衛生士法の目的を述べる．
⑥ 歯科衛生士の法的定義を述べる．

　医療法，歯科医師法，歯科衛生士法，歯科技工士法，歯科口腔保健の推進に関する法律を**歯科5法**という．ここでは医療法，歯科医師法，歯科衛生士法の3法について述べる．歯科口腔保健の推進に関する法律については，p.98～101を参照されたい．

1 医療法（昭23.7.30　法205）

1）医療法の成り立ち

　医療に関連する法律は，明治7（1874）年に制定された医制を源としている．明治39（1906）年には，旧医師法，旧歯科医師法が制定され，その後，病院や診療所等医療施設の取り締まり規則である診療所取締規則，歯科診療所取締規則の制定を経て，これらを包括する法律である国民医療法が，昭和17（1942）年に定められた．

　第二次世界大戦後の昭和23（1948）年，国民医療法は，医師・歯科医師等の医療関係者の資格，業務等を定めた「医師法」，「歯科医師法」と医療施設の整備や適正化および医療水準の確保を目指した「**医療法**」に分割され，制定された．

2）医療法の内容

　この法律は，医療を受ける者の利益の保護と良質で適切な医療を効率的に提供する体制の確保をはかり，もって国民の健康の保持に寄与するものである．

　医療は，単に治療のみならず，疾病の予防のための措置およびリハビリテーションを含む良質かつ適切なものでなければならないとされ，医療提供施設や医療を受ける者の居宅等においても，機能に応じ効率的に提供されなければならない．

医師，歯科医師等は，医療を受ける者に対し，良質かつ適切な医療を行うよう努めなければならない．また，医療を提供するにあたり適切な説明を行い，医療を受ける者の理解を得るよう努めなければならない（インフォームドコンセントの規定）．

病院とは，医師または歯科医師が，公衆または特定多数人のため，医業または歯科医業を行う場所であって，**20人以上の患者**を入院させるための施設を有するものであって，診療所とは，患者を入院させるための施設を有しないもの，または19人以下の患者を入院させるための施設を有するものをいう．

①病院・有床診療所を開設しようとするとき，②臨床研修等修了医師，臨床研修等修了歯科医師でない者が診療所を開設しようとするときは，事前に開設地の都道府県知事等の許可を受けなければならず，営利を目的として病院，診療所を開設しようとする者に対して都道府県知事等は，開設の許可を与えないことができる．

臨床研修等修了医師，臨床研修等修了歯科医師が無床診療所を開設したときは，開設後10日以内に，診療所の所在地の都道府県知事に届け出なければならない．

病院または診療所の開設者は，その病院または診療所が医業をなすものである場合は臨床研修等修了医師に，歯科医業の場合は臨床研修等修了歯科医師に管理させなければならない．臨床研修を修了していない医師や歯科医師は，管理者になることはできない．病院または診療所が，医業と歯科医業を併せ行う場合は，それが主として医業を行うときは臨床研修等修了医師に，主として歯科医業を行うときは臨床研修等修了歯科医師が管理者となる．

医業，歯科医業または病院や診療所に関する広告は，文書その他の方法を問わず，医療法で規定された事項以外の広告をしてはならず，歯科診療所が標榜できる科名は，歯科と，小児，矯正，口腔外科を組み合わせたもので，「歯科」，「小児歯科」，「矯正歯科」，「歯科口腔外科」，「小児矯正歯科」などである．

2 歯科医師法（昭23.7.30 法202）

1）歯科医師法の成り立ち

医制は，医療・衛生の制度全般について定められていた．当時は医師・歯科医師の区分はなく，歯科は「口中科」と称されて医科と一元とされていた．明治39（1906）年に旧医師法，旧歯科医師法が制定され，このときから，歯科は医科と明確に区分された歯科医師としての身分制度が成立した．その後，国民医療法に統括されたが，昭和23（1948）年，新たに「**歯科医師法**」が制定され改正を重ねて現在に至っている．

2）歯科医師法の内容

歯科医師は，**歯科医療**および**保健指導**を掌ることによって，**公衆衛生**の向上および増進に寄与し，もって国民の健康な生活を確保することを目的としている．歯科医師免許の資格要件は，①歯科医師国家試験に合格し，②厚生労働大臣の免許を受けなけ

ればならないとされており，欠格事由が規定されている．

　厚生労働省に歯科医籍が備わっており，歯科医師免許に関する事項を登録することによって，歯科医業を行うことができる．厚生労働大臣は，免許を与えたときは，歯科医師免許証を交付する．

　歯科医師は，2年ごとに現状届けの提出が義務づけられている．

　厚生労働大臣は，歯科医師が欠格事由に該当するときは，戒告，3年以内の歯科医業の停止，または免許の取り消しを命ずることができる．戒告および歯科医業停止の行政処分を受けた歯科医師は，歯科医師としての倫理の保持または具有すべき知識および技能に関する研修（再教育研修）の受講も命ぜられる．取り消し処分を受けた者でも，再免許を与えられることがある．厚生労働大臣は，これらの行政処分をするときは，あらかじめ医道審議会の意見を聴かなければならない．

　免許を取得して診療に従事しようとする歯科医師は，1年以上病院や診療所で臨床研修を受けなければならない．

Column

臨床研修・生涯研修

　患者に最新かつ安全・安心な医療を提供するため，日進月歩の医療技術の発達に対し，医療従事者は資格を取得した直後から，生涯にわたり研鑽を続けなければならない．診療に従事しようとする場合，医師については平成16年から2年以上の，歯科医師については平成18年から1年以上の臨床研修が義務づけられている．また，各種団体が独自に任意の生涯教育・生涯研修事業を実施している．

　歯科技工士については，日本歯科技工士会が生涯研修事業を実施している．

医師・歯科医師の専門医

　医療に関する広告規制の緩和により，医療の内容に関する情報として専門医の広告が平成14年4月から可能となった．当初，一定の基準を満たす学会等の団体が厚生労働大臣に届出を行うことにより，当該団体が認定した専門医の資格を広告できるとされてきたが，令和3年10月から一般社団法人日本歯科専門医機構が認定する専門医の資格に変更された．

医師・歯科医師の再教育研修

　平成18年の医師法・歯科医師法改正により，医師・歯科医師に対する行政処分として，戒告・3年を上限とした医業（歯科医業）停止・医師（歯科医師）免許の取り消しが明記され，行政処分を受けた医師・歯科医師に対し，再教育研修の受講が義務づけられた．

　再教育研修の修了は，医籍（歯科医籍）に登録され，未修了の場合，医療機関の開設者・管理者になることができない．

歯科医師の業務は次のように規定されている.

①歯科医業の制限（業務独占）

②名称の使用制限（名称独占）

③応招義務

④無診察治療の禁止

⑤処方せん交付義務

⑥保健指導を行う義務

⑦診療録の記載と保存（5年間）

3）歯科医師の守秘義務

歯科医師の**守秘義務**は歯科医師法ではなく，「刑法第134条」に規定されている.

■刑法　第134条

　医師，薬剤師，医薬品販売業者，助産師，弁護士，弁護人，公証人又はこれらの職にあった者が，正当な理由がないのに，その業務上取り扱ったことについて知り得た人の秘密を漏らしたときは，6月以下の拘禁刑又は10万円以下の罰金に処する.

条文中の医師に歯科医師も含むものと解釈されている.

4）共用試験の公的化

令和3（2021）年の歯科医師法改正により，令和6（2024）年度から歯科学生が臨床実習開始前に受験する共用試験が公的化され，歯科医師の指導監督の下に臨床実習生が歯科医業を行うことができると規定された．あわせて臨床実習生の守秘義務も規定された．令和8（2026）年度からは歯科医師国家試験の受験資格に共用試験の合格が加わる.

3 歯科衛生士法（昭23.7.30　法204）

1）歯科衛生士法の成り立ち

昭和22（1947）年の保健所法改正により，保健所は公衆衛生の診療所として，歯科医師による歯科保健活動を展開するにあたり，歯科医師を補助する職員が必要であった．元来，歯科衛生士の業務は歯科医師が行うものであり，当時は歯科治療の補助業務を担当する者は存在しなかった．このような情勢下で，米国のデンタルハイジニスト制度をもとにした，歯科疾患の予防処置専門技術者として歯科衛生士が誕生し，その身分や業務を定めた「**歯科衛生士法**」が昭和23（1948）年に制定された.

以降，昭和30（1955）年に歯科衛生士業務に「歯科診療の補助」が加わり，平成元（1989）年には「歯科衛生士の名称を用いた歯科保健指導」が追加された．また，免許権者が都道府県知事から厚生労働大臣へと改められる等の改正がなされている.

2) 歯科衛生士法の内容

歯科衛生士の資格を定め，もって**歯科疾患の予防**および**口腔衛生**の向上をはかることを目的とする．

歯科衛生士は，「歯科医師の指導の下に，歯牙および口腔の疾患の予防処置として①予防的スケーリング，②歯牙および口腔に対して薬物を塗布すること，保健師助産師看護師法の規定にかかわらず歯科診療の補助をなすこと，歯科衛生士の名称を用いて歯科保健指導をなすことを業とすることができる」と定義されている．

歯科衛生士でなければ，歯牙および口腔の疾患の予防処置をしてはならない（業務独占）．歯科衛生士でない者は，歯科衛生士またはこれに紛らわしい名称を使用してはならない（名称独占）．

歯科衛生士は，歯科診療の補助をなすにあたっては，主治の歯科医師の指示があった場合を除くほか，歯科医師が行うのでなければ衛生上危害を生ずるおそれのある行為をしてはならない．また，歯科保健指導をなすにあたって主治の歯科医師または医師があるときは，その指示を受けなければならない．

歯科衛生士は，正当な理由がなく，その業務上知り得た人の秘密を漏らしてはならない．また，歯科衛生士でなくなった後においても，同様とする（守秘義務）．

歯科衛生士は，業務を行った場合には，その記録を作成して，3年間これを保存するものとする．

付録　歯科技工士法および附属法令

歯科技工士法（昭和30年法律第168号）

第1章　総　則

（この法律の目的）

第1条　この法律は，歯科技工士の資格を定めるとともに，歯科技工の業務が適正に運用されるように規律し，もって歯科医療の普及及び向上に寄与することを目的とする．

（用語の定義）

第2条　この法律において，「歯科技工」とは，特定人に対する歯科医療の用に供する補てつ物，充てん物又は矯正装置を作成し，修理し，又は加工することをいう．ただし，歯科医師（歯科医業を行うことができる医師を含む．以下同じ．）がその診療中の患者のために自ら行う行為を除く．

2　この法律において，「歯科技工士」とは，厚生労働大臣の免許を受けて，歯科技工を業とする者をいう．

3　この法律において，「歯科技工所」とは，歯科医師又は歯科技工士が業として歯科技工を行う場所をいう．ただし，病院又は診療所内の場所であって，当該病院又は診療所において診療中の患者以外の者のための歯科技工が行われないものを除く．

第2章　免　許

（免　許）

第3条　歯科技工士の免許（以下「免許」という．）は，歯科技工士国家試験（以下「試験」という．）に合格した者に対して与える．

（欠格事由）

第4条　次の各号のいずれかに該当する者には，免許を与えないことができる．

(1)　歯科医療又は歯科技工の業務に関する犯罪又は不正の行為があった者

(2)　心身の障害により歯科技工士の業務を適正に行うことができない者として厚生労働省令で定めるもの

(3)　麻薬，あへん又は大麻の中毒者

（歯科技工士名簿）

第5条　厚生労働省に歯科技工士名簿を備え，免許に関する事項を登録する．

（登録，免許証の交付及び届出）

第6条　免許は，試験に合格した者の申請により歯科技工士名簿に登録することによって行う．

2　厚生労働大臣は，免許を与えたときは，歯科技工士免許証（以下「免許証」という．）を交付する．

3　業務に従事する歯科技工士は，厚生労働省令で定める2年ごとの年の12月31日現在における氏名，住所その他厚生労働省令で定める事項を，当該年の翌年1月15日までに，その就業地の都道府県知事に届け出なければならない．

（意見の聴取）

第7条　厚生労働大臣は，免許を申請した者について，第4条第2号に掲げる者に該当すると認め，同条の規定により免許を与えないこととするときは，あらかじめ，該当申請者にその旨を通知し，その求めがあったときは，厚生労働大臣の指定する職員にその意見を聴取させなければならない．

（免許の取消等）

第8条　歯科技工士が，第4条各号のいずれかに該当するに至ったときは，厚生労働大臣は，その免許を取り消し，又は期間を定めてその業務の停止を命ずることができる．

2　都道府県知事は，歯科技工士について前項の処分が行われる必要があると認めるときは，その旨を厚生労働大臣に具申しなければならない．

3　第1項の規定により免許を取り消された者であっても，その者がその取消しの理由となった事項に該当しなくなったとき，その他その後の事情により再び免許を与えるのが適当であると認められるに至ったときは，再免許を与えることができる．この場合において，第6条第1項及び第2項の規定を準用する．

（聴聞等の方法の特例）

第9条　前条第1項の規定による処分に係る行政手続法（平成5年法律第88号）第15条第1項又は第30条の通知は，聴聞の期日又は弁明を記載した書面の提出期限（口頭による弁明の機会の付与を行う場合には，その日時）の2週間前までにしなければならない．※

※行政手続法

（聴聞の通知の方式）

第15条①　行政庁は，聴聞を行うに当たっては，聴聞を行うべき期日までに相当な期間をおいて，不利益処分の名あて人となるべき者に対し，次に掲げる事項を書面により通知しなければならない．

(1)　予定される不利益処分の内容及び根拠となる法令の条項

(2)　不利益処分の原因となる事実

(3)　聴聞の期日及び場所

(4)　聴聞に関する事務を所掌する組織の名称及び所在地

（弁明の機会の付与の通知の方式）

第30条　行政庁は，弁明書の提出期限（口頭による弁明の機会の付与を行う場合には，その日時）までに相当な期間をおいて，不利益処分の名あて人となるべき者に対し，次に掲げる事項を書面により通知しなければならない．

(1)　予定される不利益処分の内容及び根拠となる法令の条項

(2)　不利益処分の原因となる事実

(3)　弁明書の提出先及び提出期限（口頭による弁明の機会の付与を行う場合には，その旨並びに出頭すべき日時及び場所）

（指定登録機関の指定）

第9条の2　厚生労働大臣は，厚生労働省令で定めるところにより，その指定する者（以下「指定登録機関」という．）に，歯科技工士の登録の実施及びこれに関連する事務（以下「登録事務」という．）を行わせることができる．

2　指定登録機関の指定は，厚生労働省令で定めるところにより，登録事務を行おうとする者の申請により行う．

3　厚生労働大臣は，他に第1項の規定による指定を受けた者がなく，かつ，前項の申請が次の要件を満たしていると認めるときでなければ，指定登録機関の指定をしてはならない．

(1)　職員，設備，登録事務の実施の方法その他の事項についての登録事務の実施に関する計画が，登録事務の適正かつ確実な実施のために適切なものであること．

(2)　前号の登録事務の実施に関する計画の適正かつ確実な実施に必要な経理的及び技術的な基礎を有するものであること．

4　厚生労働大臣は，第2項の申請が次の各号のいずれかに該当するときは，指定登録機関の指定をしてはならない．

(1)　申請者が，一般社団法人又は一般財団法人以外の者であること．

(2)　申請者が，その行う登録事務以外の業務により登録事務を公正に実施することができないおそれがあること．

歯科技工士法

⑶　申請者が，第9条の13の規定により指定を取り消され，その取消しの日から起算して2年を経過しない者であること．

⑷　申請者の役員のうちに，次のいずれかに該当する者があること．

　　イ　この法律に違反して，刑に処せられ，その執行を終わり，又は執行を受けることがなくなった日から起算して2年を経過しない者

　　ロ　次条第2項の規定による命令により解任され，その解任の日から起算して2年を経過しない者

（指定登録機関の役員の選任及び解任）

第9条の3　指定登録機関の役員の選任及び解任は，厚生労働大臣の認可を受けなければ，その効力を生じない．

2　厚生労働大臣は，指定登録機関の役員が，この法律（この法律に基づく命令又は処分を含む．）若しくは第9条の5第1項に規定する登録事務規程に違反する行為をしたとき，又は登録事務に関し著しく不適当な行為をしたときは，指定登録機関に対し，当該役員の解任を命ずることができる．

（事業計画の認可等）

第9条の4　指定登録機関は，毎事業年度，事業計画及び収支予算を作成し，当該事業年度の開始前に（第9条の2第1項の規定による指定を受けた日の属する事業年度にあっては，その指定を受けた後遅滞なく），厚生労働大臣の認可を受けなければならない．これを変更しようとするときも，同様とする．

2　指定登録機関は，毎事業年度の経過後3月以内に，その事業年度の事業報告書及び収支決算書を作成し，厚生労働大臣に提出しなければならない．

（登録事務規程）

第9条の5　指定登録機関は，登録事務の開始前に，登録事務の実施に関する規程（以下「登録事務規程」という．）を定め，厚生労働大臣の認可を受けなければならない．これを変更しようとするときも，同様とする．

2　登録事務規程で定めるべき事項は，厚生労働省令で定める．

3　厚生労働大臣は，第1項の認可をした登録事務規程が登録事務の適正かつ確実な実施上不適当となったと認めるときは，指定登録機関に対し，当該登録事務規程を変更すべきことを命ずることができる．

（規定の適用等）

第9条の6　指定登録機関が登録事務を行う場合における第5条及び第6条第2項（第8条第3項において準用する場合を含む．）の規定の適用については，第5条中「厚生労働省」とあるのは「指定登録機関」と，第6条第2項中「厚生労働大臣」とあるのは「指定登録機関」と，「免許を与えたときは，歯科技工士免許証（以下「免許証」という．）」とあるのは「前項の規定による登録をしたときは，当該登録に係る者に歯科技工士免許証明書」とする．

2　指定登録機関が登録事務を行う場合において，歯科技工士名簿に免許に関する事項の登録を受けようとする者又は歯科技工士免許証明書（以下「免許証明書」という．）の書換交付を受けようとする者は，実費を勘案して政令で定める額の手数料を指定登録機関に納付しなければならない．

3　前項の規定により指定登録機関に納められた手数料は，指定登録機関の収入とする．

（秘密保持義務等）

第9条の7　指定登録機関の役員若しくは職員又はこれらの者であった者は，登録事務に関して知り得た秘密を漏らしてはならない．

2　登録事務に従事する指定登録機関の役員又は職員は，刑法（明治40年法律第45号）その他の罰則の適用については，法令により公務に従事する職員とみなす．

（帳簿の備付け等）

第9条の8　指定登録機関は，厚生労働省令で定めるところにより，帳簿を備え付け，これに登録事務に関する事項で厚生労働省令で定めるものを記載し，及びこれを保存しなければならない．

（監督命令）

第9条の9　厚生労働大臣は，この法律を施行するため必要があると認めるときは，指定登録機関に対し，登録事務に関し監督上必要な命令をすることができる．

（報告）

第9条の10　厚生労働大臣は，この法律を施行するため必要があると認めるときは，その必要の限度において，厚生労働省令で定めるところにより，指定登録機関に対し，報告をさせることができる．

（立入検査）

第9条の11　厚生労働大臣は，この法律を施行するため必要があると認めるときは，その必要の限度において，当該職員に，指定登録機関の事務所に立ち入り，指定登録機関の帳簿，書類その他必要な物件を検査させ，又は関係者に質問させることができる．

2　前項の規定により立入検査を行う職員は，その身分を示す証明書を携帯し，かつ，関係者にこれを提示しなければならない．

3　第1項に規定する権限は，犯罪捜査のために認められたものと解釈してはならない．

（登録事務の休廃止）

第9条の12　指定登録機関は，厚生労働大臣の許可を受けなければ，登録事務の全部又は一部を休止し，又は廃止してはならない．

（指定の取消し等）

第9条の13　厚生労働大臣は，指定登録機関が第9条の2第4項各号（第3号を除く．）のいずれかに該当するに至ったときは，その指定を取り消さなければならない．

2　厚生労働大臣は，指定登録機関が次の各号のいずれかに該当するに至ったときは，その指定を取り消し，又は期間を定めて登録事務の全部若しくは一部の停止を命ずることができる．

⑴　第9条の2第3項各号の要件を満たさなくなったと認められるとき．

⑵　第9条の3第2項，第9条の5第3項又は第9条の9の規定による命令に違反したとき．

⑶　第9条の4又は前条の規定に違反したとき．

⑷　第9条の5第1項の認可を受けた登録事務規程によらないで登録事務を行ったとき．

⑸　次条第1項の条件に違反したとき．

（指定等の条件）

第9条の14　第9条の2第1項，第9条の3第1項，第9条の4第1項，第9条の5第1項又は第9条の12の規定による指定，認可又は許可には，条件を付し，及びこれを変更することができる．

2　前項の条件は，当該指定，認可又は許可に係る事項の確実な実施を図るため必要な最小限度のものに限り，かつ，当該指定，認可又は許可を受ける者に不当な義務を課することとなるものであってはならない．

歯科技工士法

（指定登録機関がした処分等に係る審査請求）

第9条の15　指定登録機関が行う登録事務に係る処分又はその不作為について不服がある者は，厚生労働大臣に対し，審査請求をすることができる．この場合において，厚生労働大臣は，行政不服審査法（平成26年法律第68号）第25条第2項及び第3項，第46条第1項及び第2項，第47条並びに第49条第3項の規定の適用については，指定登録機関の上級行政庁とみなす．

（厚生労働大臣による登録事務の実施等）

第9条の16　厚生労働大臣は，指定登録機関の指定をしたときは，登録事務を行わないものとする．

2　厚生労働大臣は，指定登録機関が第9条の12の規定による許可を受けて登録事務の全部若しくは一部を休止したとき，第9条の13第2項の規定により指定登録機関に対し登録事務の全部若しくは一部の停止を命じたとき，又は指定登録機関が天災その他の事由により登録事務の全部若しくは一部を実施することが困難となった場合において必要があると認めるときは，登録事務の全部又は一部を自ら行うものとする．

（公示）

第9条の17　厚生労働大臣は，次に掲げる場合には，その旨を官報に公示しなければならない．

(1)　第9条の2第1項の規定による指定をしたとき．

(2)　第9条の12の規定による許可をしたとき．

(3)　第9条の13の規定により指定を取り消し，又は登録事務の全部若しくは一部の停止を命じたとき．

(4)　前条第2項の規定により登録事務の全部若しくは一部を自ら行うこととするとき，又は自ら行っていた登録事務の全部若しくは一部を行わないこととするとき．

（政令及び厚生労働省令への委任）

第10条　この章に規定するもののほか，免許の申請，歯科技工士名簿の登録，訂正又は消除，免許証又は免許証明書の交付，書換交付，再交付，返納及び提出並びに住所の届出に関する事項は政令で，第9条の16第2項の規定により厚生労働大臣が登録事務の全部又は一部を行う場合における登録事務の引継ぎその他指定登録機関に関し必要な事項は厚生労働省令で定める．

第3章　試　　験

（試験の目的）

第11条　試験は，歯科技工士として必要な知識及び技能について行う．

（試験の実施）

第12条　試験は，厚生労働大臣が，毎年少なくとも1回行う．

（歯科技工士試験委員）

第12条の2　厚生労働大臣は，厚生労働省に置く歯科技工士試験委員（次項及び次条において「試験委員」という．）に，試験の問題の作成及び採点を行わせる．

2　試験委員に関し必要な事項は，政令で定める．

（不正行為の禁止）

第13条　試験委員は，試験の問題の作成及び採点について，厳正を保持し，不正の行為のないようにしなければならない．

（受験資格）

第14条　試験は，次の各号のいずれかに該当する者でなければ，受けることができない．

(1)　文部科学大臣の指定した歯科技工士学校を卒業した者

(2)　都道府県知事の指定した歯科技工士養成所を卒業した者

(3)　歯科医師国家試験又は歯科医師国家試験予備試験を受け

ることができる者

(4)　外国の歯科技工士学校若しくは歯科技工士養成所を卒業し，又は外国で歯科技工士の免許を受けた者で，厚生労働大臣が前3号に掲げる者と同等以上の知識及び技能を有すると認めたもの

（試験の無効等）

第15条　厚生労働大臣は，試験に関して不正の行為があった場合には，その不正行為に関係のある者に対しては，その受験を停止させ，又はその試験を無効とすることができる．

2　厚生労働大臣は，前項の規定による処分を受けた者に対し，期間を定めて試験を受けることができないものとすることができる．

（受験手数料）

第15条の2　試験を受けようとする者は，実費を勘案して政令で定める額の受験手数料を国に納付しなければならない．

2　前項の受験手数料は，これを納付した者が試験を受けない場合においても，返還しない．

（指定試験機関の指定）

第15条の3　厚生労働大臣は，厚生労働省令で定めるところにより，その指定する者（以下「指定試験機関」という．）に，試験の実施に関する事務（以下「試験事務」という．）を行わせることができる．

2　指定試験機関の指定は，厚生労働省令で定めるところにより，試験事務を行おうとする者の申請により行う．

（指定試験機関の歯科技工士試験委員）

第15条の4　指定試験機関は，試験の問題の作成及び採点を歯科技工士試験委員（次項及び第3項並びに次条並びに第15条の7において読み替えて準用する第9条の3第2項及び第9条の7において「試験委員」という．）に行わせなければならない．

2　指定試験機関は，試験委員を選任しようとするときは，厚生労働省令で定める要件を備える者のうちから選任しなければならない．

3　指定試験機関は，試験委員を選任したときは，厚生労働省令で定めるところにより，厚生労働大臣にその旨を届け出なければならない．試験委員に変更があったときも，同様とする．

第15条の5　試験委員は，試験の問題の作成及び採点について，厳正を保持し，不正の行為のないようにしなければならない．

（受験の停止等）

第15条の6　指定試験機関が試験事務を行う場合において，指定試験機関は，試験に関して不正の行為があったときは，その不正行為に関係のある者に対しては，その受験を停止させることができる．

2　前項に定めるもののほか，指定試験機関が試験事務を行う場合における第15条及び第15条の2第1項の規定の適用については，第15条第1項中「その受験を停止させ，又はその試験」とあるのは「その試験」と，同条第2項中「前項」とあるのは「前項又は第15条の6第1項」と，第15条の2第1項中「国」とあるのは「指定試験機関」とする．

3　前項の規定により読み替えて適用する第15条の2第1項の規定により指定試験機関に納められた受験手数料は，指定試験機関の収入とする．

（準用）

第15条の7　第9条の2第3項及び第4項，第9条の3から第9条の5まで並びに第9条の7から第9条の17までの規定は，指定試験機関について準用する．この場合において，第9条の2第3項中「第1項」とあり，並びに第9条の4第1

歯科技工士法

項，第9条の14第1項及び第9条の17第1号中「第9条の2第1項」とあるのは「第15条の3第1項」と，第9条の2第3項各号及び第4項第2号，第9条の7から第9条の9まで，第9条の12（見出しを含む．），第9条の15，第9条の16（見出しを含む．）並びに第9条の17第3号及び第4号中「登録事務」とあるのは「試験事務」と，第9条の2第3項中「前項」とあるのは「同条第2項」と，同条第4項中「第2項の申請」とあるのは「第15条の3第2項の申請」と，第9条の3の見出し中「役員」とあるのは「役員等」と，同条第2項及び第9条の7中「役員」とあるのは「役員（試験委員を含む．）」と，同項，第9条の5（見出しを含む．）及び第9条の13第2項第4号中「登録事務規程」とあるのは「試験事務規程」と，第9条の3第2項中「登録事務に」とあるのは「試験事務に」と，第9条の5第1項及び第3項並びに第9条の13第2項中「登録事務の」とあるのは「試験事務の」と，同項第3号中「又は前条」とあるのは「，前条又は第15条の4」と，同項第4号中「登録事務を」とあるのは「試験事務を」と読み替えるものとする．

（政令及び厚生労働省令への委任）

第16条　この章に規定するもののほか，第14条第1号又は第2号に規定する歯科技工士学校又は歯科技工士養成所の指定に関し必要な事項は政令で，試験科目，受験手続，前条において読み替えて準用する第9条の16第2項の規定により厚生労働大臣が試験事務の全部又は一部を行う場合における試験事務の引継ぎその他試験及び指定試験機関に関し必要な事項は厚生労働省令で定める．

第4章　業　務

（禁止行為）

第17条　歯科医師又は歯科技工士でなければ，業として歯科技工を行ってはならない．

2　歯科医師法（昭和23年法律第202号）第7条第1項の規定により歯科医業の停止を命ぜられた歯科医師は，業として歯科技工を行ってはならない．

（歯科技工指示書）

第18条　歯科医師又は歯科技工士は，厚生労働省令で定める事項を記載した歯科医師の指示書によらなければ，業として歯科技工を行ってはならない．ただし，病院又は診療所内の場所において，かつ，患者の治療を担当する歯科医師の直接の指示に基いて行う場合は，この限りでない．

（指示書の保存義務）

第19条　病院，診療所又は歯科技工所の管理者は，当該病院，診療所又は歯科技工所で行われた歯科技工に係る前条の指示書を，当該歯科技工が終了した日から起算して2年間，保存しなければならない．

（業務上の注意）

第20条　歯科技工士は，その業務を行うに当っては，印象採得，咬合採得，試適，装着その他歯科医師が行うのでなければ衛生上危害を生ずるおそれのある行為をしてはならない．

（秘密を守る義務）

第20条の2　歯科技工士は，正当な理由がなく，その業務上知り得た人の秘密を漏らしてはならない．歯科技工士でなくなった後においても，同様とする．

第5章　歯科技工所

（届　出）

第21条　歯科技工所を開設した者は，開設後10日以内に，開設の場所，管理者の氏名その他厚生労働省令で定める事項を歯科技工所の所在地の都道府県知事（その所在地が保健所を設置する市又は特別区の区域にある場合にあっては，市長又は区長．第26条第1項を除き，以下この章において同じ．）に届け出なければならない．届け出た事項のうち厚生労働省令で定める事項に変更を生じたときも，同様とする．

2　歯科技工所の開設者は，その歯科技工所を休止し，又は廃止したときは，10日以内に，その旨を都道府県知事に届け出なければならない．休止した歯科技工所を再開したときも，同様とする．

（管　理　者）

第22条　歯科技工所の開設者は，自ら歯科医師又は歯科技工士であってその歯科技工所の管理者となる場合を除くほか，その歯科技工所に歯科医師又は歯科技工士たる管理者を置かなければならない．

（管理者の義務）

第23条　歯科技工所の管理者は，その歯科技工所に勤務する歯科技工士その他の従業者を監督し，その業務遂行に欠けるところがないように必要な注意をしなければならない．

（改善命令）

第24条　都道府県知事は，歯科技工所の構造設備が不完全であって，当該歯科技工所で作成し，修理し，又は加工される補てつ物，充てん物又は矯正装置が衛生上有害なものとなるおそれがあると認めるときは，その開設者に対し，相当の期間を定めて，その構造設備を改善すべき旨を命ずることができる．

（使用の禁止）

第25条　都道府県知事は，歯科技工所の開設者が前条の規定に基く命令に従わないときは，その開設者に対し，当該命令に係る構造設備の改善を行うまでの間，その歯科技工所の全部又は一部の使用を禁止することができる．第9条の規定は，この場合において準用する．

（広告の制限）

第26条　歯科技工の業又は歯科技工所に関しては，文書その他いかなる方法によるを問わず，何人も，次に掲げる事項を除くほか，広告をしてはならない．

(1)　歯科医師又は歯科技工士である旨

(2)　歯科技工に従事する歯科医師又は歯科技工士の氏名

(3)　歯科技工所の名称，電話番号及び所在の場所を表示する事項

(4)　その他都道府県知事の許可を受けた事項

2　前項各号に掲げる事項を広告するに当っても，歯科医師若しくは歯科技工士の技能，経歴若しくは学位に関する事項にわたり，又はその内容が虚偽にわたってはならない．

（報告の徴収及び立入検査）

第27条　都道府県知事は，必要があると認めるときは，歯科技工所の開設者若しくは管理者に対し，必要な報告を命じ，又は当該吏員に，歯科技工所に立ち入り，その清潔保持の状況，構造設備若しくは指示書その他の帳簿書類（その作成又は保存に代えて電磁的記録（電子的方式，磁気的方式その他人の知覚によっては認識することができない方式で作られる記録であって，電子計算機による情報処理の用に供されるものをいう．）の作成又は保存がされている場合における当該電磁的記録を含む．）を検査させることができる．

2　前項の規定によって立入検査をする当該吏員は，その身分を示す証明書を携帯し，かつ，関係人の請求があるときは，これを提示しなければならない．

3　第1項の規定による権限は，犯罪捜査のために認められたものと解してはならない．

歯科技工士法

第5章の2 雑 則
（権限の委任）

第27条の2 この法律に規定する厚生労働大臣の権限は，厚生労働省令で定めるところにより，地方厚生局長に委任することができる．

2 前項の規定により地方厚生局長に委任された権限は，厚生労働省令で定めるところにより，地方厚生支局長に委任することができる．

第6章 罰 則

第28条 次の各号のいずれかに該当する者は，1年以下の拘禁刑若しくは50万円以下の罰金に処し，又はこれを併科する．
　⑴ 第17条第1項の規定に違反した者
　⑵ 虚偽又は不正の事実に基づいて免許を受けた者

第28条の2 第9条の7第1項（第15条の7において準用する場合を含む．）の規定に違反して，登録事務又は試験事務に関して知り得た秘密を漏らした者は，1年以下の拘禁刑又は50万円以下の罰金に処する．

第28条の3 第9条の13第2項（第15条の7において準用する場合を含む．）の規定による登録事務又は試験事務の停止の命令に違反したときは，その違反行為をした指定登録機関又は指定試験機関の役員又は職員は，1年以下の拘禁刑又は50万円以下の罰金に処する．

第29条 第13条又は第15条の5の規定に違反して，不正な採点をした者は，1年以下の拘禁刑又は50万円以下の罰金に処する．

第30条 次の各号のいずれかに該当する者は，6箇月以下の拘禁刑若しくは30万円以下の罰金に処し，又はこれを併科する．
　⑴ 第8条第1項の規定により業務の停止を命ぜられた者で，当該停止を命ぜられた期間中に，業務を行ったもの
　⑵ 第17条第2項の規定に違反した者
　⑶ 第25条の規定による処分に違反した者

第31条 第20条の2の規定に違反して，業務上知り得た人の秘密を漏らした者は，50万円以下の罰金に処する．

2 前項の罪は，告訴がなければ公訴を提起することができない．

第32条 次の各号のいずれかに該当する者は，30万円以下の罰金に処する．
　⑴ 第6条第3項の規定に違反した者
　⑵ 第18条の規定に違反した者
　⑶ 第19条，第21条第1項若しくは第2項，第22条又は第26条の規定に違反した者
　⑷ 第27条第1項の規定による報告を怠り，若しくは虚偽の報告をし，又は当該吏員の検査を拒み，妨げ，若しくは忌避した者

第32条の2 次の各号のいずれかに該当するときは，その違反行為をした指定登録機関又は指定試験機関の役員又は職員は，30万円以下の罰金に処する．

1 第9条の8（第15条の7において準用する場合を含む．）の規定に違反して，帳簿を備え付けず，帳簿に記載せず，若しくは帳簿に虚偽の記載をし，又は帳簿を保存しなかったとき．

2 第9条の10（第15条の7において準用する場合を含む．）の規定による報告をせず，又は虚偽の報告をしたとき．

3 第9条の11第1項（第15条の7において準用する場合を含む．以下この号において同じ．）の規定による立入り若しくは検査を拒み，妨げ，若しくは忌避し，又は同項の規定による質問に対して陳述をせず，若しくは虚偽の陳述をしたとき．

4 第9条の12（第15条の7において準用する場合を含む．）の許可を受けないで登録事務又は試験事務の全部を廃止したとき．

第33条 法人の代表者又は法人若しくは人の代理人，使用人その他の従業者が，その法人又は人の業務に関して，第30条第3号又は第32条第3号若しくは第4号の違反行為をしたときは，行為者を罰するほか，その法人又は人に対しても，各本条の罰金刑を科する．

歯科技工士法施行令（昭和30年政令第228号）

（免許に関する事項の登録等の手数料）

第1条 歯科技工士法（以下「法」という.）第9条の6第2項の政令で定める手数料の額は，次の各号に掲げる者の区分に応じ，当該各号に定める額とする.

⑴ 歯科技工士名簿に免許に関する事項の登録を受けようとする者4千750円

⑵ 歯科技工士免許証明書（以下「免許証明書」という.）の書換交付を受けようとする者2千850円

（免許の申請）

第1条の2 歯科技工士の免許を受けようとする者は，申請書に厚生労働省令で定める書類を添え，住所地の都道府県知事を経由して，これを厚生労働大臣に提出しなければならない.

（名簿の登録事項）

第2条 歯科技工士名簿（以下「名簿」という.）には，次に掲げる事項を登録する.

⑴ 登録番号及び登録年月日

⑵ 本籍地都道府県名（日本の国籍を有しない者については，その国籍），氏名，生年月日及び性別

⑶ 歯科技工士国家試験合格の年月

⑷ 免許の取消又は業務の停止の処分に関する事項

⑸ その他厚生労働省令で定める事項

（名簿の訂正）

第3条 歯科技工士は，前条第2号の登録事項に変更を生じたときは，30日以内に，名簿の訂正を申請しなければならない.

2 前項の申請をするには，申請書に申請の原因たる事実を証する書類を添え，住所地の都道府県知事を経由して，これを厚生労働大臣に提出しなければならない.

（登録の消除）

第4条 名簿の登録の消除を申請するには，住所地の都道府県知事を経由して，申請書を厚生労働大臣に提出しなければならない.

2 歯科技工士が死亡し，又は失そうの宣告を受けたときは，戸籍法（昭和22年法律第224号）による死亡又は失そうの届出義務者は，30日以内に，名簿の登録の消除を申請しなければならない.

（免許証の書換交付）

第5条 歯科技工士は，歯科技工士免許証（以下「免許証」という.）の記載事項に変更を生じたときは，免許証の書換交付を申請することができる.

2 前項の申請をするには，申請書に申請の原因たる事実を証する書類を添え，住所地の都道府県知事を経由して，これを厚生労働大臣に提出しなければならない.

（免許証の再交付）

第6条 歯科技工士は，免許証を破り，汚し，又は失ったときは，免許証の再交付を申請することができる.

2 前項の申請をするには，住所地の都道府県知事を経由して，申請書を厚生労働大臣に提出しなければならない.

3 第1項の申請をする場合には，厚生労働大臣の定める額の手数料を納めなければならない.

4 免許証を破り，又は汚した歯科技工士が第1項の申請をする場合には，申請書にその免許証を添えなければならない.

5 歯科技工士は，免許証の再交付を受けた後，失った免許証を発見したときは，5日以内に，住所地の都道府県知事を経由して，これを厚生労働大臣に返納しなければならない.

（免許証の返納）

第7条 歯科技工士は，名簿の登録の消除を申請するときは，住所地の都道府県知事を経由して，免許証を厚生労働大臣に返納しなければならない. 第4条第2項の規定により名簿の登録の消除を申請する者についても，同様とする.

2 歯科技工士は，免許を取り消されたときは，5日以内に，住所地の都道府県知事を経由して，免許証を厚生労働大臣に返納しなければならない.

（指定登録機関が登録事務を行う場合の規定の適用等）

第7条の2 法第9条の2第1項に規定する指定登録機関（次項において「指定登録機関」という.）が同項に規定する登録事務（次項において「登録事務」という.）を行う場合における第1条の2，第3条第2項，第4条第1項，第5条，第6条（第3項を除く.）及び前条の規定の適用については，第1条の2中「住所地の都道府県知事を経由して，これを厚生労働大臣」とあるのは「これを法第9条の2第1項に規定する指定登録機関（以下「指定登録機関」という.）と，第3条第2項，第5条第2項及び第6条第5項中「住所地の都道府県知事を経由して，これを厚生労働大臣」とあるのは「これを指定登録機関」と，第4条第1項及び第6条第2項中「住所地の都道府県知事を経由して，申請書を厚生労働大臣」とあるのは「申請書を指定登録機関」と，第5条の見出し，第6条の見出し並びに同条第1項，第4項及び第5項並びに前条の見出し中「免許証」とあるのは「免許証明書」と，第5条第1項中「歯科技工士免許証（以下「免許証」という.）」とあるのは「免許証明書」と，「免許証の」とあるのは「免許証明書の」と，前条中「住所地の都道府県知事を経由して，免許証を厚生労働大臣」とあるのは「免許証明書を指定登録機関」とする.

2 指定登録機関が登録事務を行うときは，第6条第3項の規定による手数料は，指定登録機関に納めるものとする. この場合において，納められた手数料は，指定登録機関の収入とする.

（省令への委任）

第8条 前各条に定めるもののほか，歯科技工士の免許，名簿の訂正又は免許証若しくは免許証明書の書換交付若しくは再交付の申請手続について必要な事項は，厚生労働省令で定める.

（歯科技工士試験委員）

第8条の2 法第12条の2第1項の歯科技工士試験委員（以下この条において「委員」という.）は，歯科技工士国家試験を行うについて必要な学識経験のある者のうちから，厚生労働大臣が任命する.

2 委員の数は，50人以内とする.

3 委員の任期は，2年とする. ただし，補欠の委員の任期は，前任者の残任期間とする.

4 委員は，非常勤とする.

（受験手数料）

第8条の3 法第15条の2第1項の政令で定める受験手数料の額は，3万円とする.

（学校又は養成所の指定）

第9条 行政庁は，法第14条第1号に規定する歯科技工士学校又は同条第2号に規定する歯科技工士養成所（以下「学校養成所」という.）の指定を行う場合には，入学又は入所の資格，修業年限，教育の内容その他の事項に関し主務省令で定める基準に従い，行うものとする.

2 都道府県知事は，前項の規定により歯科技工士養成所の指定をしたときは，遅滞なく，当該歯科技工士養成所の名称及び位置，指定をした年月日その他の主務省令で定める事項を厚生労働大臣に報告するものとする.

（指定の申請）

第10条 前条第1項の学校養成所の指定を受けようとするとき

歯科技工士法施行令

は，その設置者は，申請書を，行政庁に提出しなければならない．この場合において，当該設置者が歯科技工士学校の設置者であるときは，その所在地の都道府県知事（大学以外の公立の学校にあっては，その所在地の都道府県教育委員会．次条第1項及び第2項，第12条第1項並びに第16条において同じ．）を経由して行わなければならない．
　（変更の承認又は届出）
第11条　第9条第1項の指定を受けた学校養成所（以下「指定学校養成所」という．）の設置者は，主務省令で定める事項を変更しようとするときは，行政庁に申請し，その承認を受けなければならない．この場合において，当該設置者が歯科技工士学校の設置者であるときは，その所在地の都道府県知事を経由して行わなければならない．
2　指定学校養成所の設置者は，主務省令で定める事項に変更があったときは，その日から1月以内に，行政庁に届け出なければならない．この場合において，当該設置者が歯科技工士学校の設置者であるときは，その所在地の都道府県知事を経由して行わなければならない．
3　都道府県知事は，第1項の規定により，第9条第1項の指定を受けた歯科技工士養成所（以下この項及び第15条第2項において「指定養成所」という．）の変更の承認をしたとき，又は前項の規定により指定養成所の変更の届出を受理したときは，主務省令で定めるところにより，当該変更の承認又は届出に係る事項を厚生労働大臣に報告するものとする．
　（報　　告）
第12条　指定学校養成所の設置者は，毎学年度開始後2月以内に，主務省令で定める事項を，行政庁に報告しなければならない．この場合において，当該設置者が歯科技工士学校の設置者であるときは，その所在地の都道府県知事を経由して行わなければならない．
2　都道府県知事は，前項の規定により報告を受けたときは，毎学年度開始後4月以内に，当該報告に係る事項（主務省令で定めるものを除く．）を厚生労働大臣に報告するものとする．
　（報告の要求又は検査）
第13条　行政庁は，指定学校養成所の設置者又は長に対し，教育又は経営の状況等に関して必要な報告を命じ，又は当該職員に必要な検査をさせることができる．
2　前項の検査をする職員は，その身分を示す証票を携帯しなければならない．
　（指　　示）
第14条　行政庁は，第9条第1項に規定する主務省令で定める基準に照らして，指定学校養成所の教育の内容，教育の方法，施設，設備その他の内容が適当でないと認めるときは，その設置者又は長に対して必要な指示をすることができる．
　（指定の取消し）
第15条　行政庁は，指定学校養成所が第9条第1項に規定する主務省令で定める基準に適合しなくなったと認めるとき，若しくはその設置者若しくは長が前条の規定による主務大臣の指示に従わないとき，又は次条の規定による申請があったときは，その指定を取り消すことができる．
2　都道府県知事は，前項の規定により指定養成所の指定を取り消したときは，遅滞なく，当該指定養成所の名称及び位置，指定を取り消した年月日その他の主務省令で定める事項を厚生労働大臣に報告するものとする．
　（指定取消しの申請）
第16条　指定学校養成所について，行政庁の指定の取消しを受けようとするときは，その設置者は，申請書を，行政庁に提出しなければならない．この場合において，当該設置者が歯

科技工士学校の設置者であるときは，その所在地の都道府県知事を経由して行わなければならない．
　（国の設置する学校養成所の特例）
第17条　国の設置する学校養成所に係る第9条から前条までの規定の適用については，次の表の上欄に掲げる規定中同表の中欄に掲げる字句は，それぞれ同表の下欄に掲げる字句と読み替えるものとする．

第9条第2項	ものとする	ものとする．ただし，当該歯科技工士養成所の所管大臣が厚生労働大臣である場合は，この限りでない
第10条	設置者	所管大臣
	申請書を，行政庁に提出しなければならない．この場合において，当該設置者が歯科技工士学校の設置者であるときは，その所在地の都道府県知事（大学以外の公立の学校にあっては，その所在地の都道府県教育委員会．次条第1項及び第2項，第12条第1項並びに第16条において同じ．）を経由して行わなければならない	書面により，行政庁に申し出るものとする
第11条第1項	設置者	所管大臣
	行政庁に申請し，その承認を受けなければならない．この場合において，当該設置者が歯科技工士学校の設置者であるときは，その所在地の都道府県知事を経由して行わなければならない	行政庁に協議し，その承認を受けるものとする
第11条第2項	設置者	所管大臣
	行政庁に届け出なければならない．この場合において，当該設置者が歯科技工士学校の設置者であるときは，その所在地の都道府県知事を経由して行わなければならない	行政庁に通知するものとする
第11条第3項	この項	この項，次条第2項
	届出	通知
	ものとする	ものとする．ただし，当該指定養成所の所管大臣が厚生労働大臣である場合は，この限りでない

歯科技工士法施行令

	設置者	所管大臣
第12条第1項	行政庁に報告しなければならない．この場合において，当該設置者が歯科技工士学校の設置者であるときは，その所在地の都道府県知事を経由して行わなければならない	行政庁に通知するものとする
第12条第2項	報告を	通知を
	当該報告	当該通知
	ものとする	ものとする．ただし，当該通知に係る指定養成所の所管大臣が厚生労働大臣である場合は，この限りでない
第13条第1項	設置者又は長	所管大臣
	報告を命じ	報告を求め
第14条	設置者又は長	所管大臣
	指示	勧告
第15条第1項	第9条第1項に規定する主務省令で定める基準に適合しなくなったと認めるとき，若しくはその設置者若しくは長が前条の規定による行政庁の指示に従わないとき	第9条第1項に規定する主務省令で定める基準に適合しなくなったと認めるとき
	申請	申出
第15条第2項	ものとする	ものとする．ただし，当該指定養成所の所管大臣が厚生労働大臣である場合は，この限りでない

	設置者	所管大臣
前条	申請書を，行政庁に提出しなければならない．この場合において，当該設置者が歯科技工士学校の設置者であるときは，その所在地の都道府県知事を経由して行わなければならない	書面により，行政庁に申し出るものとする

（主務省令への委任）
第18条　第9条から前条までに定めるもののほか，申請書の記載事項その他学校養成所の指定に関して必要な事項は，主務省令で定める．
（行政庁等）
第19条　この政令における行政庁は，法第14条第1号の規定による歯科技工士学校の指定に関する事項については文部科学大臣とし，同条第2号の規定による歯科技工士養成所の指定に関する事項については都道府県知事とする．
2　この政令における主務省令は，文部科学省令・厚生労働省令とする．
（事務の区分）
第20条　第1条の2，第3条第2項，第4条第1項，第5条第2項，第6条第2項及び第5項，第7条，第10条後段，第11条第1項後段及び第2項後段，第12条第1項後段並びに第16条後段の規定により都道府県が処理することとされている事務は，地方自治法（昭和22年法律第67号）第2条第9項第1号に規定する第1号法定受託事務とする．
（権限の委任）
第21条　この政令に規定する厚生労働大臣の権限は，厚生労働省令で定めるところにより，地方厚生局長に委任することができる．
2　前項の規定により地方厚生局長に委任された権限は，厚生労働省令で定めるところにより，地方厚生支局長に委任することができる．

歯科技工士法施行規則（昭和30年厚生労働省令第23号）

第1章　免許

（法第4条第2号の厚生労働省令で定める者）

第1条　歯科技工士法（昭和30年法律第168号．以下「法」という．）第4条第2号の厚生労働省令で定める者は，視覚又は精神の機能の障害により歯科技工士の業務を適正に行うに当たって必要な認知，判断及び意思疎通を適切に行うことができない者とする．

（障害を補う手段等の考慮）

第1条の2　厚生労働大臣は，歯科技工士免許の申請を行った者が前条に規定する者に該当すると認める場合において，当該者に免許を与えるかどうかを決定するときは，当該者が現に利用している障害を補う手段又は当該者が現に受けている治療等により障害が補われ，又は障害の程度が軽減している状況を考慮しなければならない．

（免許の申請手続）

第1条の3　歯科技工士法施行令（昭和30年政令第228号．以下「令」という．）第1条の2（令第7条の2の規定により読み替えて適用する場合を含む．）の歯科技工士の免許の申請書は，様式第1号によるものとする．

2　令第1条の2（令第7条の2の規定により読み替えて適用する場合を含む．）の規定により，前項の申請書に添えなければならない書類は，次の通りとする．
(1)　歯科技工士国家試験（以下「試験」という．）の合格証書の写又は合格証明書
(2)　戸籍の謄本若しくは抄本又は住民票の写し（住民基本台帳法（昭和42年法律第81号）第7条第5号に掲げる事項（出入国管理及び難民認定法（昭和26年政令第319号）第19条の3に規定する中長期在留者（以下「中長期在留者」という．）及び日本国との平和条約に基づき日本の国籍を離脱した者等の出入国管理に関する特例法（平成3年法律第71号）に定める特別永住者（以下「特別永住者」という．）については住民基本台帳法第30条の45に規定する国籍等）を記載したものに限る．第4条の2第2項において同じ．）（出入国管理及び難民認定法第19条の3各項に掲げる者については旅券その他の身分を証する書類の写し．第4条の2第2項において同じ．）
(3)　視覚又は精神の機能の障害若しくは麻薬，あへん若しくは大麻の中毒者であるかないかに関する医師の診断書

3　第1項の申請書に合格した試験の施行年月，受験地及び受験番号を記載した場合には，前項第1号の書類の添付を省略することができる．

（登録事項）

第2条　令第2条第5号の規定により，同条第1号から第4号までに掲げる事項以外で，歯科技工士名簿（以下「名簿」という．）に登録する事項は，次のとおりとする．
(1)　再免許の場合には，その旨
(2)　歯科技工士免許証（以下「免許証」という．）若しくは歯科技工士免許証明書（以下「免許証明書」という．）を書換え交付し，又は再交付した場合には，その旨並びにその理由及び年月日
(3)　登録の消除をした場合には，その旨並びにその理由及び年月日

（名簿の訂正の申請手続）

第3条　令第3条第2項（令第7条の2の規定により読み替えて適用する場合を含む．）の名簿の訂正の申請書は，様式第1号の2によるものとする．

2　前項の申請書には，戸籍の謄本又は抄本（中長期在留者及び特別永住者については住民票の写し及び令第3条第1項の申請の事由を証する書類とし，出入国管理及び難民認定法第

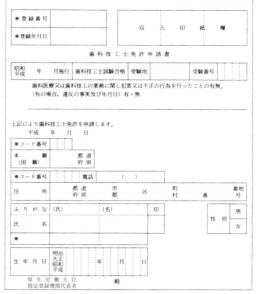

様式第1号（第1条の3関係）
歯科技工士免許申請書

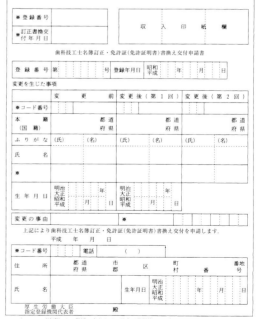

様式第1号の2（第3条，第4条関係）
歯科技工士名簿訂正・免許証（免許証明書）書換え交付申請書

186

歯科技工士法施行規則

様式第2号（第4条の2関係）

```
┌─────────────────────┬─────────────────────────┐
│ ＊登録番号          │                         │
├─────────────────────┤   収 入 印 紙 欄         │
│ ＊再 交 付          │                         │
│   年 月 日          │                         │
└─────────────────────┴─────────────────────────┘

        歯科技工士免許証（免許証明書）再交付申請書

 登録番号 第      号 登録年月日  昭和  年  月  日
                                 平成
 ＊コード番号
 本  籍            都道
 (国 籍)           府県
 ふりがな (氏)      (名)                   性別  男
 氏  名                                          女
 ＊
 生 年 月 日  明治大正昭和平成  年  月  日
 免許取得資格 昭和 年 月施行歯科技工士試験合格 受験地
              平成

  上記の歯科技工士免許証（免許証明書）を（き損・亡失）したので，関係書類を添えて
  免許証の再交付を申請します．
                  平成  年  月  日
 ＊コード番号      電話  (    )
 住  所  都道    市  区  町    番地
          府県    郡      村    番号
 氏  名            印
 厚 生 労 働 大 臣        殿
 指定登録機関代表者
```

(注意)　1　用紙の大きさは，日本工業規格A列4番とすること．
　　　　2　＊印の欄には，記入しないこと．
　　　　3　該当する不要文字を○で囲むこと．
　　　　4　黒ボールペンを用い，かい書ではっきり記入すること．
　　　　5　収入印紙には，消印をしないこと．
　　　　6　指定登録機関に申請する場合には，所定の手続きにより手数料を納付し，収入印紙を
　　　　　はらないこと．
　　　　7　氏名については，記名押印又は署名のいずれかにより記載すること．

19条の3各号に掲げる者については旅券その他の身分を証する書類の写し及び同項の申請の事由を証する書類とする．）を添えなければならない．

（免許証及び免許証明書の書換え交付申請）

第4条　令第5条第2項の免許証の書換え交付の申請書及び令第7条の2の規定により読み替えて適用する令第5条第2項の免許証明書の書換え交付の申請書は，様式第1号の2によるものとする．

2　前項の申請書には，免許証又は免許証明書及び戸籍の謄本又は抄本（中長期在留者及び特別永住者については住民票の写し及び令第5条第1項の申請の事由を証する書類とし，出入国管理及び難民認定法第19条の3各号に掲げる者については旅券その他の身分を証する書類の写し及び同項の申請の事由を証する書類とする．）を添えなければならない．

（免許証及び免許証明書の再交付申請）

第4条の2　令第6条第2項の免許証の再交付の申請書及び令第7条の2の規定により読み替えて適用する令第6条第2項の免許証明書の再交付の申請書は，様式第2号によるものとする．

2　前項の申請書には，戸籍の謄本若しくは抄本又は住民票の写し（住民基本台帳法第7条第5号に掲げる事項（中長期在留者及び特別永住者については，同法第30条の45に規定する国籍等）を記載したものに限る．）（出入国管理及び難民認定法第19条の3各号に掲げる者については，旅券その他の身分を証する書類の写し．）を添えなければならない．

3　令第6条第3項（令第7条の2の規定により読み替えて適用する場合を含む．）の手数料の額は，3千100円とする．

様式第3号（第5条関係）

　　　　　　歯科技工士業務従事者届

```
┌──────────┬────────────┬──────┬────┬──┐
│ 氏  名   │            │ 性別 │年齢│ 歳│
├──────────┼────────────┴──────┴────┴──┤
│ 住  所   │                                 │
├──────────┼─────────┬────────────────────┤
│ 歯科技工士│ 番  号  │                    │
│ 名簿登録  ├─────────┼────────────────────┤
│          │ 年 月 日│                    │
├──────────┼─────────┴────────────────────┤
│          │ 1  歯科技工所                    │
│          │ 2  病院又は診療所                │
│ 業務に従事│ 3  歯科技工士学校又は養成所      │
│ する場所  │ 4  事業所                        │
│          │ 5  その他                        │
├──────────┼─────────┬────────────────────┤
│          │ 所 在 地│                    │
│          ├─────────┼────────────────────┤
│          │ 名  称  │                    │
├──────────┼─────────┴────────────────────┤
│ 備  考   │                                 │
└──────────┴─────────────────────────────────┘
```

(注意)　1　該当する数字を○で囲むこと．
　　　　2　「業務に従事する場所」の欄は，2以上の場所において業務に従事している場合は，その主たるものの一つについて記載すること．
　　　　3　名称は各種法令の規定により届け出られた名称を使用すること．
　　　　4　昭和57年3月31日までに免許を取得した者は，同日現在いずれの都道府県の歯科技工士名簿に登録されていたかを備考欄に明記すること．

（登録免許税及び手数料の納付）

第4条の3　第1条の3第1項又は第3条第1項の申請書には，登録免許税の領収証書又は登録免許税の額に相当する収入印紙をはらなければならない．

2　前条第1項の申請書には，手数料の額に相当する収入印紙をはらなければならない．ただし，法第9条の2第1項に規定する指定登録機関が歯科技工士の登録の実施及びこれに関連する事務を行う場合にあつては，この限りでない．

（届 出 等）

第5条　法第6条第3項の厚生労働省令で定める2年ごとの年は，昭和57年を初年とする同年以後の2年ごとの各年とする．

2　法第6条第3項の規定による届出事項は，次のとおりとする．

(1)　氏名，年令及び性別

(2)　住所

(3)　歯科技工士名簿登録番号及び登録年月日

(4)　業務に従事する場所の所在地及び名称

3　前項の届出は，様式第3号によらなければならない．

第2章　試　験

（試験の公告）

第6条　試験を施行する場所及び期日並びに受験願書の提出期間は，あらかじめ，官報で公告するものとする．

（受験資格の認定申請）

第6条の2　法第14条第4号の規定による厚生労働大臣の認定を受けようとする者は，申請書に，外国の歯科技工士学校若しくは養成所を卒業し，又は外国で歯科技工士の免許を受けたことを証する書面その他の必要な書類を添えて厚生労働大臣に提出しなければならない．

（受験の手続）

第7条　試験を受けようとする者は，受験願書に次に掲げる書類を添えて厚生労働大臣に提出しなければならない．

(1)　法第14条第1号又は第2号に該当する者であるときは，卒業証明書

(2)　法第14条第3号に該当する者であるときは，歯科医師国家試験又は歯科医師国家試験予備試験を受けることができる者であることを証する書類

(3)　法第14条第4号に該当する者であるときは，同号に規

歯科技工士法施行規則

定する厚生労働大臣の認定を受けたことを証する書類
(4) 写真(出願前6箇月以内に脱帽で正面から撮影した縦6センチメートル横4センチメートルのもので,その裏面に(シキ)の記号,撮影年月日及び氏名を記載すること.)
2 前項の受験願書は,様式第4号によるものとする.

様式第4号 (第7条関係)

歯科技工士国家試験受験願書

収入印紙(消印しないこと。)						
ふりがな 氏 名				性別	男 女	受験番号 ※
生年月日	明治 大正 昭和 平成	年 月 日	本 籍 (国籍)	(都道府県)		受験希望地
現 住 所		都道府県		市群区		
	(郵便番号 -) 電話番号 ( )					
養成施設名						
最終学歴					年卒業(見込)	

受験資格 (該当項目に○印を付けること)	資格該当項目		添 付 書 類
	法第14条	第1号該当	卒業証明書
		第2号該当	
		第3号該当	※ 歯科医師国家試験等を受けることができる者である旨を証する書類
		第4号該当	厚生労働大臣による受験資格を認定する書類

連 絡 先	電話番号 ( ) (内線)

上記により,歯科技工士国家試験を受験したいので申し込みます.
平成 年 月 日
厚 生 労 働 大 臣
指定試験機関代表者 殿
氏名 印

備考1 ※印欄には,記入しないこと.
2 該当する不動文字を○で囲むこと.
3 黒ボールペンを用い,かい書ではっきり記入すること.
4 指定登録機関に申請する場合には,所定の手続きにより手数料を納付し,収入印紙をはらないこと.
5 卒業証明書については,学校・養成所の長の発行に係るものであること.
6 ※の書類については,①大学等卒業証明書,②実地修練終了証明書,③厚生労働大臣による歯科医師国家試験の受験資格を認定する書類等とし,①②についてはそれぞれ学校・実地修練実施施設の長の発行に係るものであること.
7 氏名については,記名押印又は署名のいずれかにより記載すること.
8 用紙の大きさは,日本工業規格A列4番とすること.

(試験の科目)
第8条 試験の科目は,次のとおりとする.
学説試験 歯科理工学
歯の解剖学
顎口腔機能学
有床義歯技工学
歯冠修復技工学
矯正歯科技工学
小児歯科技工学
関係法規
実地試験 歯科技工実技
(合格証書)
第9条 厚生労働大臣は,試験に合格した者に合格証書を交付するものとする.
(合格証明書の交付及び手数料)
第10条 試験に合格した者は,厚生労働大臣に合格証明書の交付を申請することができる.
2 前項の申請をする場合には,手数料として2千950円を国に納めなければならない.

(手数料の納入方法)
第11条 第7条第1項又は前条第1項の出願又は申請をする場合には,手数料の額に相当する収入印紙を受験願書又は申請書にはらなければならない.
(規定の適用等)
第11条の2 法第15条の3第1項に規定する指定試験機関(以下この条において「指定試験機関」という.)が試験の実施に関する事務を行う場合における第7条第1項,第9条及び第10条の規定の適用については,第7条第1項中「厚生労働大臣に」とあるのは「法第15条の3第1項に規定する指定試験機関(第9条及び第10条において「指定試験機関」という.)に」と,第9条及び第10条中「厚生労働大臣」とあり,及び「国」とあるのは,「指定試験機関」とする.
2 前項の規定により読み替えて適用する第10条第2項の規定により指定試験機関に納められた手数料は,指定試験機関の収入とする.
3 第1項に規定する場合においては,前条の規定は適用しない.

第3章 指示書及び歯科技工所
(指示書)
第12条 法第18条の規定による指示書の記載事項は,次の通りとする.
(1) 患者の氏名
(2) 設計
(3) 作成の方法
(4) 使用材料
(5) 発行の年月日
(6) 発行した歯科医師の氏名及び当該歯科医師の勤務する病院又は診療所の所在地
(7) 当該指示書による歯科技工が行われる場所が歯科技工所であるときは,その名称及び所在地
(届出事項)
第13条 法第21条第1項前段の規定により届け出なければならない事項は,次の通りとする.
(1) 開設者の住所及び氏名(法人であるときは,その名称及び主たる事務所の所在地)
(2) 開設の年月日
(3) 名称
(4) 開設の場所
(5) 管理者の住所及び氏名
(6) 業務に従事する者の氏名並びに当該者が第4号に掲げる場所以外の場所において,電子計算機を用いた情報処理による,特定人に対する歯科医療の用に供する補てつ物,充てん物又は矯正装置の設計及びこれに付随する業務を行う場合は,その旨及び当該者の連絡先
(7) 構造設備の概要及び平面図
2 法第21条第1項後段の規定により届け出なければならない事項は,前項第1号及び第3号から第7号までに掲げる事項とする.
(歯科技工所の構造設備基準)
第13条の2 法第二十四条に規定する歯科技工所の構造設備は,次の各号に掲げる基準のいずれにも適合するものでなければならない.
(1) 歯科技工を行うのに必要な設備及び器具等を備えていること.
(2) 歯科技工を円滑かつ適切に行うのに支障のないよう設備及び器具等が整備及び配置されており,かつ,清掃及び保守が

歯科技工士法施行規則

容易に実施できるものであること．
(3) 手洗設備を有すること．
(4) 常時居住する場所及び不潔な場所から明確に区分されていること．
(5) 安全上及び防火上支障がないよう機器を配置でき，かつ，十平方メートル以上の面積を有すること．
(6) 照明及び換気が適切であること．
(7) 床は，板張り，コンクリート又はこれらに準ずるものであること．ただし，歯科技工作業の性質上やむを得ないと認められる場合は，この限りではない．
(8) 出入口及び窓は，閉鎖できるものであること．
(9) 防じん，防湿，防虫又は防そのための設備を有すること．
(10) 廃水及び廃棄物の処理に要する設備及び器具を備えていること．
(11) 歯科技工に伴って生じるじんあい又は微生物による汚染を防止するのに必要な構造及び設備を有すること．
(12) 歯科技工に使用される原料，材料，中間物等を衛生的にかつ安全に貯蔵するために必要な設備を有すること．
(13) 前条第1項第4号に掲げる場所以外の場所において，電子計算機を用いた情報処理による，特定人に対する歯科医療の用に供する補てつ物，充てん物又は矯正装置の設計及びこれに付随する業務を行う者がいる場合は，個人情報の適切な管理のための特段の措置を講じていること．

なお，「歯科技工を行うために必要な設備及び器具等」は次のとおりである．
防音装置，防火装置，消火器，照明設備，空調設備，給排水設備，石膏トラップ，空気清浄機，換気扇，技工用実体顕微鏡（マイクロスコープ），電気掃除機，分別ダストボックス，防塵用マスク，模型整理棚，書籍棚，救急箱，吸塵装置（室外排気が望ましい），歯科技工用作業台，材料保管棚（保管庫），薬品保管庫

（吏員の身分証明証）
第14条 法第27条第2項に規定する証明書は，様式第5号による．

第4章 雑　　則
（記録の作成及び保存）
第15条 開設者は，指示書による歯科技工ごとに，その記録を作成して3年間これを保存するものとする．

様式第5号　（第14条関係）

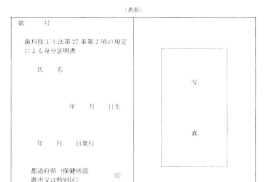

歯科技工士学校養成所指定規則（昭和31年文部科学厚生労働省令3号）

（この省令の趣旨）

第1条 歯科技工士法（昭和30年法律第168号）第14条第1号又は第2号の規定に基づく歯科技工士学校又は歯科技工士養成所（以下「学校養成所」という．）の指定に関しては，歯科技工士法施行令（昭和30年政令228号．以下「令」という．）に定めるもののほか，この省令の定めるところによる．

2 前項の歯科技工士学校とは，学校教育法（昭和22年法律第26号）第1条に規定する学校及びこれに付設される同法第124条に規定する専修学校又は同法第134条第1項に規定する各種学校をいう．

（指定基準）

第2条 令第9条第1項の主務省令で定める基準は，次のとおりとする．

(1) 入学又は入所資格は,学校教育法第90条第1項に掲げるもの（歯科技工士法第14条第1号に規定する文部科学大臣の指定を受けようとする学校が大学である場合において，当該大学が学校教育法第90条第2項の規定により同項に規定する者を当該大学に入学させる場合を含む．）であること．

(2) 修業年限は，2年以上であること．

(3) 教育の内容は，別表に定めるもの以上であること．

(4) 別表に掲げる各教育内容を教授するために適当な数の教員を有し，かつ，そのうち3人以上は歯科医師又は歯科技工士である専任教員であること．

(5) 学生又は生徒の定員は，1学級30人以内であること．ただし，授業の方法及び施設，設備その他の教育上の諸条件を考慮して，教育効果を十分に挙げられる場合は，この限りでない．

別表（第2条関係）

教育内容		単位数
基礎分野	科学的思考の基盤 人間と生活	5
専門基礎分野	歯科技工と歯科医療	3
	歯・口腔の構造と機能	7
	歯科材料・歯科技工機器と加工技術	7
専門分野	有床義歯技工学	12
	歯冠修復技工学	13
	矯正歯科技工学	2
	小児歯科技工学	2
	歯科技工実習	11
合計		62

備 考

1 単位の計算方法は，大学設置基準（昭和31年文部省令第28号）第21条第2項の規定の例による．

2 歯・口腔の構造と機能，歯科材料・歯科技工機器と加工技術，有床義歯技工学，歯冠修復技工学，矯正歯科技工学及び小児歯科技工学の教育については，基礎実習教育を含む．

3 歯科技工実習は，少なくとも，学生又は生徒10人に対し1人の割合の歯科医師又は歯科技工士によって教育するものとする．

(6) 同時に授業を行う学級の数を下らない数の専用の普通教室を有すること．

(7) 基礎実習室，歯科技工実習室及び歯科理工学検査室を有すること．

(8) 教育上必要な機械器具，標本，模型及び図書を有すること．

(9) 管理及び維持経営の方法が確実であること．

（指定に関する報告事項）

第2条の2 令第9条第2項の主務省令で定める事項は，次に掲げる事項（国の設置する歯科技工士養成所にあっては，第1号に掲げる事項を除く．）とする．

(1) 設置者の氏名及び住所（法人にあっては，名称及び主たる事務所の所在地）

(2) 名称

(3) 位置

(4) 指定をした年月日及び設置年月日（設置されていない場合にあっては，設置予定年月日）

(5) 学則（修業年限及び生徒の定員に関する事項に限る．）

(6) 長の氏名

（指定の申請書の記載事項等）

第3条 令第10条の申請書には，次に掲げる事項（地方公共団体（地方独立行政法人法（平成15年法律第118号）第68条第1項に規定する公立大学法人を含む．）の設置する学校養成所にあっては，第9号に掲げる事項を除く．）を記載しなければならない．

(1) 設置者の氏名及び住所（法人にあっては，名称及び主たる事務所の所在地）

(2) 名 称

(3) 位 置

(4) 設置年月日

(5) 学 則

(6) 長の氏名

(7) 教員の氏名及び担当科目並びに専任又は兼任の別

(8) 校舎の各室の用途及び面積

(9) 収支予算額及び向こう2年間の財政計画

2 令第17条の規定により読み替えて適用する令第10条の書面には，前項第2号から第8号までに掲げる事項を記載しなければならない．

3 第1項の申請書又は前項の書面には，次に掲げる書類を添えなければならない．

(1) 長及び教員の履歴書

(2) 校舎の配置図及び平面図

(3) 教授用及び実習用の機械器具，標本，模型及び図書の目録

（変更の承認又は届出を要する事項）

第4条 令第11条第1項（令第17条の規定により読み替えて適用する場合を含む．）の主務省令で定める事項は，前条第1項第5号に掲げる事項（修業年限，教育課程及び学生又は生徒の定員に関する事項に限る．）又は同項第8号に掲げる事項とする．

2 令第11条第2項（令第17条の規定により読み替えて適用する場合を含む．）の主務省令で定める事項は，前条第1項第1号から第3号までに掲げる事項又は同項第5号に掲げる事項（修業年限,教育課程及び学生又は生徒の定員に関する事項を除く．）とする．

歯科技工士学校養成所指定規則

（変更の承認又は届出に関する報告）
第4条の2 令第11条第3項（令第17条の規定により読み替えて適用する場合を含む．）の規定による報告は，毎年5月31日までに，次に掲げる事項について，それぞれ当該各号に掲げる期間に係るものを取りまとめて，厚生労働大臣に報告するものとする．
  ⑴ 変更の承認に係る事項（第3条第1項第8号に掲げる事項を除く．）当該年の前年の4月1日から当該年の3月31日までの期間
  ⑵ 変更の届出又は通知に係る事項 当該年の前年の5月1日から当該年の4月30日までの期間
（報告を要する事項）
第5条 令第12条第1項（令第17条の規定により読み替えて適用する場合を含む．）の主務省令で定める事項は，次のとおりとする．
  ⑴ 当該学年度の学年別の学生又は生徒の数
  ⑵ 前学年度の卒業者数
  ⑶ 前学年度における教育実施状況の概要
  ⑷ 前学年度における経営の状況及び収支決算
 2 令第12条第2項（令第17条の規定により読み替えて適用する場合を含む．）の主務省令で定める事項は，前項第3号及び第4号に掲げる事項とする．

（指定の取消しに関する報告事項）
第5条の2 令第15条第2項の主務省令で定める事項は，次に掲げる事項（国の設置する歯科技工士養成所にあっては，第1号に掲げる事項を除く．）とする．
  ⑴ 設置者の氏名及び住所（法人にあっては，名称及び主たる事務所の所在地）
  ⑵ 名称
  ⑶ 位置
  ⑷ 指定を取り消した年月日
  ⑸ 指定を取り消した理由
（指定取消しの申請書等の記載事項）
第6条 令第16条の申請書又は令第17条の規定により読み替えて適用する令第16条の書面には，次に掲げる事項を記載しなければならない．
  ⑴ 指定の取消しを受けようとする理由
  ⑵ 指定の取消しを受けようとする予定期日
  ⑶ 在学中の学生又は生徒があるときは，その措置

参考文献

1) Williams, J.T.: The temperamental selection of artficial teeth, a fallacy. Dent. Dig., 20：1914.
2) Hall ET: The hidden dimension. Doubleday and Company, New York, NY, 1966.
3) Mehrabian A : Communication without words, Psychological Today, 2, 53-55, 1968.
4) 竹花庄治：歯科技工概論. 医歯薬出版，東京，1974.
5) Hans-Uwe L. Köhler 著（玉置敏夫訳）：最新デンタルラボラトリー. クインテッセンス出版，東京，1978.
6) Knapp ML, Wiemann JM, Daly JA : Nonverbal communication: issues and appraisal, Human Communication Research 4(3), 271 〜 280, 1978.
7) 緒方克也：さあ，お口をあけて！―歯科医療の現場から―. 口腔保健協会，東京，1988.
8) 水野　肇：インフォームドコンセント　医療現場における説明と同意. 中央公論社，東京，1990, 958.
9) 宮田　侑・森本　基編：最新歯科医学知識の整理. 医歯薬出版，東京，1991.
10) 可児瑞夫ほか：新歯科衛生士教本　口腔衛生学・歯科衛生統計. 医歯薬出版，東京，1992.
11) 文部省：小学校　歯の保険指導手引き（改訂版）. 東山書房，東京，1992.
12) 木本吉昭ほか：歯科技工室内で発生する粉塵. 歯科技工，21(1)：65 〜 72，1993.
13) 権田悦通ほか：歯科技工士教本　有床義歯技工学　全部床義歯技工学. 医歯薬出版，東京，1994.
14) 全国歯科技工士教育協議会編：第2版歯科技工士ガイドブック，医歯薬出版，東京，1994.
15) 玉置敏夫ほか：歯科技工士教本　歯科技工学概論. 医歯薬出版，東京，1995.
16) 能美光房：歯科技工学概論. 日本歯科技工士会，東京，1995.
17) 成田令博：人にとって顔とは. 口腔保健協会，東京，1995.
18) 金子芳洋ほか：新歯科衛生士教本　衛生学・公衆衛生学. 医歯薬出版，東京，1995.
19) 岡崎好秀，下野　勉：被災地における歯科医療の問題と提言―阪神大震災における歯科診療を経験して―(2)，歯界展望 86(6)，1343-1349，1995.
20) 兵庫県病院歯科医会：阪神・淡路大震災と歯科医療，1996.
21) 望月　廣ほか：感染予防対策と歯科技工作業. 歯科技工学臨床講座 2，医歯薬出版，東京，1997, 222 〜 229.
22) 縣　俊彦：EBM　臨床医学研究の方法論. 中外医学社，東京，1998.
23) 日本歯科技工士会編：歯科技工学臨床研修講座. 医歯薬出版，東京，1998.
24) Peter G. Northouse, Laurel L. Northouse（著），信友　浩一，萩原　明人（訳）：ヘルス・コミュニケーション―これからの医療者の必須技術，九州大学出版会，福岡，1998.
25) 山下　敦：21世紀の歯科医学を拓く　臨床・研究・教育を求めて. 医歯薬出版，東京，1999.
26) 日本補綴歯科学会：健康科学における歯科補綴学―21世紀に目指すもの―. 1999.

27）松田裕子ほか：口腔ケア健康ガイド　―歯からはじめる健康学―．学建書院，東京，2000.

28）厚生労働省：健康日本21．2000.

29）総山孝雄：歯学概論．医歯薬出版，東京，2001.

30）下江宰司，松村英雄：アクリル系オペークレジンを用いた義歯刻印法．日歯技工誌，22(2)：227 ～ 229，2001.

31）笠原幸子，樫　則章，保坂　誠：最新歯科衛生士教本　歯科医療倫理．医歯薬出版，東京，2002.

32）藍　稔：補綴臨床に必要な顎口腔の基礎知識．学建書院，東京，2002.

33）Matsumura,H., Shimoe,S.: Incorporation of a cast, embossed identification plate into a partial denture framework. J.Prosthet.Dent., 88(2)：215-217, 2002.

34）末田清子，福田浩子：コミュニケーション学　その展望と視点．松柏社，東京，2003.

35）日本医学教育学会臨床能力教育ワーキンググループ編：基本的臨床技能の学び方・教え方．南山堂，東京，2003.

36）宮武光吉ほか：歯科技工所における歯科補綴物等管理制度の構築に関する研究　平成14年度厚生労働科学研究医療技術評価総合研究事業　研究報告書．2003.

37）大西正和：歯科技工室の健康管理．歯科技工士のための感染知識と対策例，日本歯科技工士会，東京，2003，23 ～ 32.

38）Tanoue,N., Mori,S., Matsumura,H.: Augmentation prosthesis fabricated with the use of a soft denture reliner as a functional impression material: A clinical report. Int.Chin.J.Dent., 3(2)：31-35, 2003.

39）末高武彦ほか：健康と社会．医歯薬出版，東京，2004.

40）日本口腔衛生学会編：歯科衛生の動向　2004年版．医歯薬出版，東京，2004.

41）田中春樹ほか：感染予防対策に有効な石膏水飛散防止トリマーカバーの製作．歯科技工，32(8)：1114 ～ 1119，2004.

42）日野原重明：あるがまま行く．朝日新聞社，東京，2005.

43）玉本光弘，小出　馨，末瀬一彦ほか：補綴治療におけるオーラルデザイン―技工サイドと臨床サイドのチームコミュニケーション．補綴誌，49(3)：413 ～ 458，2005.

44）菅野耕毅，三井男也：歯科技工士教本　歯科技工士関係法規（補訂）．医歯薬出版，東京，2006.

45）末瀬一彦ほか：新歯科技工士教本　歯科技工学概論．医歯薬出版，東京，2006.

46）石井拓男，岡田眞人，平田創一郎：新歯科技工士教本　歯科技工士関係法規．医歯薬出版，東京，2007.

47）大橋理枝，根橋玲子：コミュニケーション論序説．放送大学教育振興会，東京，2007.

48）全国歯科衛生士教育協議会監修，可児徳子ほか編：最新歯科衛生士教本　歯科診療補助論．医歯薬出版，東京，2007.

49）岩原香織，都築民幸：大規模災害と歯科医師．日本歯科大学校友会・歯学会会報，

2008. 34(3)：13 ～ 16.

50）Knapp ML, Hall JA: Nonverbal communication in human interaction（7 thed），Wadsworth Cengage Learning, Boston, MA, 2010.

51）都築民幸，岩原香織：災害歯科医学のすゝめ―適切な歯科医療を速やかに届けるために―．日歯先技研会誌 18：137 ～ 140，2012.

52）篠崎恵美子、藤井哲也：看護コミュニケーション　基礎から学ぶスキルとトレーニング．医学書院，東京，2015.

53）ANA ビジネスソリューション株式会社監修：これで仕事がうまくいく！ビジネスマナーの基本ルール．成美堂出版，東京，2016.

54）社会歯科学会編著：歯科五法コンメンタール〔第 2 版〕―歯科関連法律の逐条解説―．ヒョーロン・パブリッシャーズ，東京，2016.

55）岩原香織，都築民幸：災害歯科医療，災害歯科医学を再考する．日歯会誌 68(12)，1149 ～ 1155，2016.

56）今村二朗：美佳のタイプトレーナ（2016.9.28 アクセス）http://www.asahi-net.or.jp/ ̄BG8 J-IMMR/

57）Seiji Yamashita：Type-S（2016.9.28 アクセス）http://www.syam.net/library/type-s/

58）Excel（エクセル）学習室（2016.9.28 アクセス）http://www.kenzo30.com/

59）全国歯科技工士教育協議会（2016.9.28 アクセス）http://www.jsedt.jp/

60）電子ネットワーク協議会：インターネットを利用する方のためのルール＆マナー集（2016.9.28 アクセス）http://www.iajapan.org/rule/rule4 general/

61）高橋邦夫：Netiquette Information.（2016.9.28 アクセス）http://www.cgh.ed.jp/netiquette/

索　引

あ

アスベスト	77
アプリケーションソフト	112

い

インターネットブラウザ	116
インフォームドコンセント	4
インプラント	61
インレー	53
医師／疾患中心主義	3
医師法	23
医事法制度	132
医政局	136
医薬品医療機器等法	81
医療	2
医療介護総合確保推進法	102
医療保険関係法規	85
医療法	173
院内感染	91

う

ウィルス対策ソフト	112
ウィルス定義ファイル	112
ウイルス性肝炎	91
齲蝕	43
齲蝕有病者率	50

え

エナメル質	37
エナメル質形成不全歯	42
永久固定	63
永久歯	35
栄養士法	25
円錐歯	41
嚥下	10, 39

お

オーバーデンチャー	61
オクルーザルスプリント	67

か

下顎前突	43
加齢現象	94

架工歯	59
過蓋咬合	43
過剰歯	41
介護支援専門員	25, 107
介護福祉士	25
介護保険制度	84, 107
介護保険法	25, 89, 107, 136
改善命令	167
開業歯科医院	12
開咬	43
開設届け	166
潰瘍	47
顎関節症	46
顎顔面補綴装置	66
顎堤	38
顎補綴装置	66
学校保健安全法	101
冠	53
患者／問題中心主義	3
換気	75
間接作業	9
間接修復法	53
感覚障害	47
感染	91
感染症	91
感染予防	91
管理栄養士	25
管理者	167
関連痛	40
環境汚染	77
韓国	32
顔貌の変化	47
顔面補綴装置	66

き

キーボード	108
機能の回復	7
技工机	73
義肢装具士法	25
義歯刻印	72
臼歯部	35
共感	126
矯正装置	64
行政	134

業務上の注意	164
業務停止	152
局部床義歯	60
禁止行為	160

く

クラウン	53

け

ケアマネジャー	25, 107
形態の回復	7
敬語	127
傾斜歯	43
傾聴	126
欠格事由	144
健康	5
健康管理	90
健康・生活衛生局	136
健康増進法	97, 100, 136
健康日本21	97
健康日本21（第2次）	97
健康日本21（第3次）	98
健康保険制度	30
健康保険法	85
憲法	132
謙譲語	127
言語コミュニケーション	121
言語聴覚士法	24

こ

コミュニケーション	6, 119
コンピュータ	108
固定	63
雇用保険法	87
口蓋裂	47
口腔の動き	10
口腔衛生	177
口腔内スキャナー	108, 110
口内炎	47
公衆衛生	84, 174
公的医療保険制度	84
公的扶助	84
広告の制限	169
咬合誘導装置	66

咬耗症	45
厚生年金保険法	87
厚生労働省	134, 136
後天性免疫不全症候群	91
高齢者の医療の確保に関する法律	101
構造設備基準	74
刻印	69
国際歯科技工学会	22
国民健康保険法	85
国民年金法	86
国家公務員共済組合法	86
言葉づかい	127

さ

作業環境	73
作業姿勢	74
災害	104
採光	75
最低賃金法	84
酸蝕症	44
暫間固定	63

し

シーネ	66
支台歯	59
支台築造	53
自然治癒能力	7
私立学校教職員共済法	86
指示書の保存義務	164
指定試験機関	144
指定登録機関	144, 154
視能訓練士法	25
歯科医師	14, 174
──の業務	176
歯科医師法	174
歯科医療	2, 174
歯科衛生行政	135
歯科衛生士	14, 176
歯科衛生士法	176
歯科技工	140
歯科技工士	14, 28, 141
歯科技工士教育	19
歯科技工士国家試験	155
歯科技工士法	14, 138
歯科技工士名簿	146, 147
歯科技工士免許	149

歯科技工士免許証	149
歯科技工士免許証明書	149
歯科技工指示書	161, 162
歯科技工所	28, 141, 166
歯科技工料金	141
歯科口腔保健の推進に関する基本的事項	99
歯科口腔保健の推進に関する基本的事項（第2次）	99
歯科口腔保健の推進に関する法律	99, 101, 136
歯科疾患の予防	177
歯科診療所	12
歯科保健課	136
歯科法医学	69
歯科5法	173
歯冠部	36
歯間ブラシ	97
歯頸部	36
歯根部	36
歯根膜	38
歯根膜炎	45
歯周靱帯	38
歯周組織	38
歯髄	37
歯髄炎	45
歯槽骨	38
歯肉	38
歯肉炎	46
歯列不正	43
児童福祉法	88
質問法	125
社会福祉	84
社会福祉関係法規	87
社会福祉士	25
社会福祉士及び介護福祉士法	25
社会保険	84
社会保障関係法規	84
守秘義務	165, 176
受験資格	158
準言語	122
床矯正装置	64
承認	127
省令	133
消極的要件	145
障害者総合支援法	88
上顎前突	43

上皮付着部	46
職業安定法	84
身体障害者福祉法	88
侵蝕症	44
唇裂	47
診療放射線技師法	24
審美性	8
人工材料	7
人生の質	5

す

スタンダードプレコーション	92
ストレプトコッカスミュータンス	44
スピーカー	108

せ

セメント質	38
セルフケア	95
生活の質	5
生活保護の種類	88
生活保護法	87
正中離開	43
政令	133
接遇	127
接触点	37
積極的要件	145
舌炎	47
舌苔	47
舌痛症	47
先天性欠如歯	41
栓塞子	66
船員保険法	86
線維腫	47
全国歯科技工士教育協議会	22
全部床義歯	61
全部被覆冠	53
前歯部	35

そ

ソーシャルネットワークサービス	117
ソフトウェア	112
咀嚼	10, 39, 94
咀嚼運動	39
咀嚼障害	47
総義歯	61

総合病院	13	
騒音	76	
叢生	43	
象牙質	37	
尊敬語	127	

た

台湾	32
大学病院	13
第一次医療機関	11
第三次医療機関	12
第二次医療機関	12
第1次国民健康づくり対策	97
第2次国民健康づくり対策	97
第3次国民健康づくり対策	97
第4次国民健康づくり対策	97
第5次国民健康づくり対策	98

ち

チームアプローチ	6
チーム医療	6
地域における医療及び介護の総合的な確保の促進に関する法律	89
地域保健法	100
地域包括ケアシステム	89, 102
地方公務員等共済組合法	86
知的障害者福祉法	88
着色歯	43

つ

痛覚	40

て

ディスプレイ	108
デンタルフロス	96
丁寧語	127
転位歯	43
電子メール	115
電話対応	128

と

トリアージ	105
トレーサビリティ	80
ドイツ	31
閉ざされた質問	125

な

ナイトガード	63

に

日本国憲法	132
日常生活活動	5
日常生活動作	5
日常生活評価	5
日本歯科技工学会	22
乳歯	35
人間工学	73

ね

ネットワークセキュリティ	112
年金制度	84
年金保険関係法規	86

は

バイトプレーン	63
パーソナルコンピュータ	108
パーソナルスペース	125
歯と口の健康週間	98
歯の破折	45
白板症	47
発音	10, 39
発音障害	47
罰則	170
斑状歯	42

ひ

非言語コミュニケーション	122
秘密を守る義務	165
表計算ソフト	113
漂白	58
病院歯科	13
開かれた質問	125
品質管理	78
品質保証	78

ふ

ブラキシズム	63
ブラッシング	95
ブリッジ	59
プリンター	108
プレゼンテーションソフト	114
プロフェッショナルケア	95

部分床義歯	60
部分被覆冠	53
副子	66

へ

変色歯	43

ほ

ホワイトニング	58
ポンティック	59
保隙装置	66
保険局	136
保健指導	174
保健師助産師看護師法	23
保定	63
保定装置	63, 65
母子保健法	100, 136
法律	133
法令	134

ま

マーキング	69
マイスター制度	31
マウス	108
マウスガード	67
マナー	127
摩耗症	44
埋伏歯	41
慢性歯周炎	63

み

ミリング（切削加工）装置	109
身だしなみ	129
味覚	40

め

名簿の訂正	147
命令	133
免許	142
——の取り消し	152
免許証の書換交付	150
免許証の再交付	150

や

薬剤師法	23

ゆ

癒合歯	42

ら

ラクトバチラス	44
ラミネートベニア	58

り

理学療法士及び作業療法士法	24
両罰規定	164
倫理	26
臨床検査技師等に関する法律	24
臨床工学技士法	24

れ

レーザースキャナー	108

ろ

老健局	136
労働安全衛生規則	74
労働安全衛生法	84
労働関係法規	83
労働基準法	83
労働者災害補償保険法	86

わ

ワードプロセッサ	112
ワープロソフト	112
矮小歯	41

数

3D プリンター	109
3 次元触力覚デバイス	108
21 世紀における国民健康づくり運動	97
21 世紀における第 2 次国民健康づくり運動	97
21 世紀における第 3 次国民健康づくり運動	98
8020 運動	98, 136

A

ADL	5
AIDS	91

C

CAD	110
CAD/CAM テクノロジー	68
CAM	110

D

DOS	3

E

EBM	4

H

HDD	108

N

NBM	5

O

OS	112

P

PC	108
POS	3

Q

QOL	5

R

RAM	108

S

SNS	117
SSD	108

U

URL	116

W

Web サイト	116
Web ブラウザ	116

【著者略歴】

末　瀬　一　彦

1976年	大阪歯科大学卒業
1980年	大阪歯科大学大学院修了
1997年	大阪歯科大学客員教授・歯科技工士専門学校校長
2008年	大阪歯科大学歯科衛生士専門学校校長（兼務）
2014年	大阪歯科大学教授
2017年	大阪歯科大学客員教授 広島大学歯学部客員教授 昭和大学歯学部客員教授 東京医科歯科大学非常勤講師 大阪歯科大学歯科衛生士専門学校非常勤講師 奈良歯科衛生士専門学校非常勤講師
2019年	奈良歯科衛生士専門学校理事長
2021年	奈良県歯科医師会会長
2023年	全国歯科衛生士教育協議会理事 日本歯科医師会常務理事

鈴　木　哲　也

1980年	東京医科歯科大学歯学部卒業
1985年	東京医科歯科大学大学院修了
2005年	岩手医科大学歯学部歯科補綴学第一講座教授
2011年	東京医科歯科大学歯学部口腔機能再建技工学分野教授
2015年	東京医科歯科大学大学院医歯学総合研究科口腔機能再建工学分野教授
2020年	東京医科歯科大学（現 東京科学大学）名誉教授

松　村　英　雄

1981年	日本大学歯学部卒業
2003年	日本大学歯学部歯科補綴学第Ⅲ講座教授
2022年	日本大学歯学部歯科補綴学第Ⅲ講座特任教授

平　田　創一郎

1999年	大阪大学大学院歯学研究科修了
1999年	大阪大学歯学部附属病院顎口腔機能治療部医員
2002年	厚生労働省医政局歯科保健課歯科医師臨床研修専門官
2006年	東京歯科大学社会歯科学研究室講師
2010年	東京歯科大学社会歯科学研究室准教授
2013年	東京歯科大学社会歯科学研究室教授
2015年	東京歯科大学社会歯科学講座教授

尾　﨑　順　男

1977年	日本歯科大学附属歯科専門学校卒業
1980年	法政大学経済学部卒業
2005年	日本歯科大学東京短期大学講師
2008年	日本歯科大学東京短期大学准教授
2015年	明星大学大学院人文学研究科教育学専攻博士後期課程修了
2015年	日本歯科大学東京短期大学教授 （2019年7月まで）
2019年	学校法人みなとみらい学園横浜歯科医療専門学校非常勤講師 （2019年9月より）

大　島　克　郎

1999年	日本歯科大学歯学部卒業
2003年	日本歯科大学大学院歯学研究科修了
2007年	日本歯科大学附属病院講師
2009年	厚生労働省等勤務
2015年	日本歯科大学東京短期大学教授

都　築　民　幸

1977年	日本歯科大学歯学部卒業
1977年	日本歯科大学歯学部歯科保存学教室第1講座（歯内療法学）助手
1989年	日本歯科大学歯学部歯科保存学教室第1講座講師
1996年	日本歯科大学歯学部歯科保存学教室第1講座助教授
1998年	日本歯科大学歯学部歯科法医学センター長（併任）
2002年	日本歯科大学歯学部附属病院総合診療科教授
2005年	日本歯科大学歯学部歯科法医学教授
2013年	日本歯科大学生命歯学部歯科法医学講座主任教授
2020年	日本歯科大学名誉教授・日本歯科大学生命歯学部歯科法医学講座特任教授

木　下　淳　博

1987年	東京医科歯科大学歯学部卒業
1991年	東京医科歯科大学大学院修了（歯学博士）
2004年	東京医科歯科大学歯学部口腔保健学科口腔疾患予防学分野教授
2010年	東京医科歯科大学大学院医歯学総合研究科教育メディア開発学分野教授
2024年	Science Tokyo（東京科学大学）DX/医療情報担当副理事

内　川　喜　盛

1985年	日本歯科大学歯学部卒業
1990年	日本歯科大学大学院修了
2001年	日本歯科大学歯学部小児歯科学講座講師
2003年	日本歯科大学歯学部小児歯科学講座助教授（現 准教授）
2006年	日本歯科大学附属病院小児・矯正歯科科長
2009年	日本歯科大学附属病院小児歯科准教授
2013年	日本歯科大学附属病院小児歯科教授

石　井　拓　男

1972年	愛知学院大学歯学部卒業
1995年	厚生省健康政策局歯科衛生課課長
1999年	東京歯科大学社会歯科学研究室教授
2011年	東京歯科大学副学長
2017年	東京歯科大学短期大学学長
2022年	学校法人東京歯科大学監事（常勤）

最新歯科技工士教本
歯科技工管理学

ISBN978-4-263-43170-2

2017年3月25日 第1版第1刷発行
2025年2月10日 第1版第10刷発行

編 集 全国歯科技工士
教 育 協 議 会
著 者 末瀬一彦 ほか
発行者 白 石 泰 夫

発行所 医歯薬出版株式会社

〒113-8612 東京都文京区本駒込1-7-10
TEL.(03)5395—7638(編集)・7630(販売)
FAX.(03)5395—7639(編集)・7633(販売)
https://www.ishiyaku.co.jp/
郵便振替番号 00190-5-13816

乱丁, 落丁の際はお取り替えいたします　　印刷・あづま堂印刷／製本・皆川製本所

© Ishiyaku Publishers, Inc., 2017. Printed in Japan

本書の複製権・翻訳権・翻案権・上映権・譲渡権・貸与権・公衆送信権(送信可能化権を含む)・口述権は, 医歯薬出版(株)が保有します.
本書を無断で複製する行為(コピー, スキャン, デジタルデータ化など)は,「私的使用のための複製」などの著作権法上の限られた例外を除き禁じられています. また私的使用に該当する場合であっても, 請負業者等の第三者に依頼し上記の行為を行うことは違法となります.

JCOPY <出版者著作権管理機構 委託出版物>
本書をコピーやスキャン等により複製される場合は, そのつど事前に出版者著作権管理機構(電話03-5244-5088, FAX 03-5244-5089, e-mail : info@jcopy.or.jp)の許諾を得てください.